U0344547

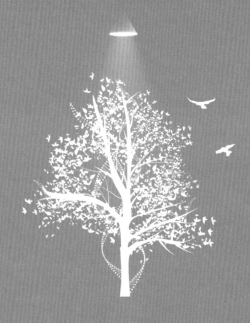

营养医学

当你翻开这本书

恭喜你

你已经开始用知识指导生活

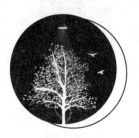

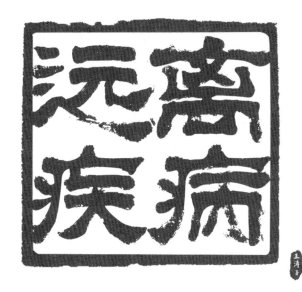

中国大百科全书出版社　知识出版社

图书在版编目（CIP）数据

远离疾病 / 王涛著. -- 北京：中国大百科全书
出版社，2021.1

ISBN 978-7-5202-0890-1

Ⅰ. ①远… Ⅱ. ①王… Ⅲ. ①养生（中医）—基本知识
Ⅳ. ① R212

中国版本图书馆 CIP 数据核字（2020）第 259015 号

远离疾病　　王　涛　著

责任编辑	王云霞	
装帧设计	王　涛	
出版发行	中国大百科全书出版社　知识出版社	
地　　址	北京市西城区阜成门北大街 17 号	
邮　　编	100037	
电　　话	010-88390679	
印　　刷	保定市铭泰达印刷有限公司	
开　　本	658 毫米 ×910 毫米　1/16	
字　　数	238 千字	
印　　张	23	
版　　次	2021 年 1 月第 1 版	
印　　次	2024 年 6 月第 8 次印刷	
书　　号	978-7-5202-0890-1	
定　　价	68.00 元	

写在前面

这是营养医学的第一部专著。

2005 年，营养医学理论已经开始形成。2007 年，营养医学第一版书稿写成，取名《失传的营养学：远离疾病》。虽然这是一本营养医学专著，但当时并没有叫"营养医学"这个名字，因为当时一位很懂出版的朋友说，书的名字带"学"必"死"。道理很简单，大众会以为它是一本专业书，看不懂，所以无论多好的书，只要书名带"学"，一下子就会从大众变为小众，很难普及。我认为他的话有道理，但在科普的同时，还是想说明它的专业性，想写一本大众都能看得懂的专业书，所以就取名《失传的营养学：远离疾病》。虽然还带有"学"字，但看上去和听起来都要比"营养医学"活泼一些，更容易亲近一些，同时也非常符合这本书的思想脉络，它带有朴素的类似古圣先贤的哲学思想，其出发点和思维脉络是有根的。至于"营养医学"这个提法，其实早在 2007 年就有了。我知道，我讲述的东西既不是西医，也不是中医，更不是纯粹的营养学，但它有一个重要特征，就是认为绝大多数慢性病要以营养治疗为主导，以医学治疗为辅助，是一种全新的理论体系，叫作营养医学比较贴切。当时我在网络上以营养医学和 Nutrition medicine 检索，没有查到有人使用这个名字，于是就确定了营养医学这个名字。有意思的是，几天后，我去河北唐山看望好友周大哥、刘医生夫妇及其他一些朋友，酒席间，周大哥说："王博士，你讲的东西，我给起了个名字，应该叫营养医学。"我心里一惊，一方面惊叹于周大哥这位没有任何医学、营养学知识背景的"门外汉"，竟如此睿智；另一方面也吃惊于时间上的巧合，我才确定名字没几天，就被周大哥点出，奇了。结果那天多喝了几杯，今天想来，仍然非常美好，只是物是人非，周大哥已经因病逝去，在此送上我对他的怀念。

虽然《失传的营养学：远离疾病》已于 2007 年写成，但直到 2008 年 11 月 1 日才出版发行，这就是关于营养医学的第一本书。一个新的理论体系出现后，要不断经过实践的检验和时间的沉淀，需要不断丰富和发展，同时营养医学的技术也在我不断学习和创新中发展着，所以到了 2012 年，就有了《失传的营养学：远离疾病》（修订版）。至 2018 年，《失传的营养学：远离疾病》已经走过十年，经过时间和实践检验，证明营养医学的方向是正确无疑的，而且这十年来，营养医学在技术上日渐成熟，而营养医学也逐渐开始追求它的历史地位，所以给这次出版的图书重新命名为《远离疾病》。

在修订版和这一版之间，事实上还有一个版本，于 2016 年 1 月出版，但这一版我没有改动主要内容，只是换了出版社，另外在书的最后加了几个病例，所以不把它列为正式版本。但为了忠于事实，将它在此简单记述一下。

在本书中，对肥胖、肾炎、老年痴呆、糖尿病等章节都做了较大改动，着重论述了松解技术在具体治疗中发挥的重要作用，并加入了营养医学史，以记述这一科学不平凡的发展历程，留给后人参阅。

最后需要明确的是，营养医学不是仅用营养治疗各种疾病的科学，但本书只记述了营养治疗的内容，因为绝大多数慢性病都要以营养治疗为基础。很多疾病在营养治疗的同时，需要辅助医学方法治疗，医学治疗所涉及的内容不适合非专业人员阅读。

附：营养医学定义

营养医学是在中医、西医、营养学的基础上发展而来的全新的理论体系，利用包括营养治疗在内的一切有效治疗手段实现患者身心合一的健康。

在分析和诊断一个疾病时，要用到大量西医的知识和技巧，但这种分析和诊断又是建立在中医的整体观、大思维观以及对人体自身规律的再认识的基础上的。在治疗手段上，对于绝大多数慢性病人都要以营养治疗为基础，强调营养素的正确使用。对于慢性病人，营养治疗要作为主导，这是治疗方向上的彻底改变，以往治疗疾病都是以药物或手术治疗为主，也就是以医学治疗为主导，营养支持为辅助（由医院营养膳食科参与）。营养医学则强调对于慢性病应以营养治疗为主导，医学治疗为辅助，甚至是完全由营养治疗完成。

请注意，这种改变不是为了改变而改变，就是说不是为了跟以往不一样而哗众取宠的改变，而是为了治疗疾病而采取的实事求是的改变，千万不要误以为营养医学过分强调营养治疗。相反，与医学过分强调医学治疗不同，营养医学强调的是需要怎么治就怎么治，一切以治疗疾病为目的，原有的方法不合理、不正确，要废掉，再创立新的治疗方法。大多数慢性病要以营养治疗为主导，医学治疗为辅助，如糖尿病。而急性病和细菌等感染性疾病则要以医学治疗为主导，以营养治疗为辅助，如细菌感染，当然以用抗生素治疗为主。而骨关节疾病，则需要营养治疗和中医的治疗方法并举。

由此可见，营养医学已进入一个比今天的西医、中医和营养学更高级的自由境界。打破了西医、中医、营养学的界线，将三者整合、融合、发酵而生出一套全新的理论体系，并在这一理论的指导下，不仅保留原有有效治疗方法，又创新性地发展治疗新技术，这样就形成了用以维护人类健康的终极理论——营养医学，而本书只是营养医学的开山之作。

王　涛

2020 年 10 月

序

　　"治病必求于本"这是《黄帝内经·素问·阴阳应象大论第五》开篇就指出的,而《黄帝内经》是中医学的奠基之作,可见我们的古圣先贤早在两千多年前就把怎样能治好病的不二法门说得明白无误了。从中医用药上看,中医一天不曾离开过营养治疗,把营养治疗完美地融入了医学治疗体系,而不是有意地、故意地、生硬地嵌入其中。说明什么?说明这个"本"里有很大一块儿是营养不均衡,"本"就是病根儿,想治好病就得从根儿上治。

　　真的是这样吗?一般只听说过食疗或药食同源,但这样的表述太小儿科了,因为中医从一开始就没有药疗和食疗的区分。桂枝汤被誉为"中医第一方",表面看是由桂枝、芍药、甘草、生姜、大枣五味组成,这里的生姜和大枣是药还是食物?好吧,不争论,就算是药,在桂枝汤的用法说明中,还有一味"药"——热粥,这可无论如何划归不到药里了,连什么粥都没说,不管是大米粥、小米粥还是棒糟粥，热粥就可以，趁热喝掉，你说怎么归到药里去？而且其中自有玄奥，为什么是粥而不是热水呢？当归生姜羊肉汤，黄连阿胶（鸡子黄）汤，猪肤汤，这些都出自医圣张仲景之手。羊肉、鸡蛋黄、猪皮在约两千年前就已经入药，如果把生姜归为药类，很多人可以接受，但羊肉、蛋黄、猪皮显然是食物，属营养的范畴。中药几乎都是取材于动物、植物和矿石，这种自然属性更与营养脱不了干系。这些都说明什么？一方面说明营养疗法自古就是中医治疗的重要组成部分，更何况还有"三分治七分养"之说。另一方面也说明中医的高级和先进，它就像一位达到至高境界的剑客，悟到剑道的精髓，而后无论手里拿到什么都可以让其成为剑。中医一定是把营养对人体的重要性，以及得病与营养缺乏或不均衡之间的关系梳理到一定程度，才可以这样随意信手拈来，一切都可入药，一切为我所用。当然中医用药是按寒、热、温、凉、平的药性和药物归经来的，自古就是这样，一直没有向更精准、高效发展，甚至营养治疗在中医治疗中的角色有弱化趋势，值得警惕。

　　我们现在认识的现代营养学应属于西医范畴，希波克拉底被誉为"西医之父"，早在二千三百多年以前就开始用海藻来治疗甲状腺肿（海藻中含碘，缺碘会得甲状腺肿，民间称其为"大脖子病"），用动物肝脏治疗夜盲症（主要是补充维生素A，肝脏中富含维生素A，缺维生素A的人会患夜盲症），当时的人们还用打铁淬火用的水治疗贫血（这样的水中含丰富的铁元素，可治疗因缺铁引起的贫血）。

文艺复兴之后，伴随工业革命和化学、物理等众多领域的发展，在三五百年间，营养学取得了辉煌的成就，人们相继发现并证明蛋白质、脂肪、碳水化合物等是人体必需的。同时期的大航海催生出一个非常吓人的病——坏血病，死了成千上万的人，尤其是海员，对这个病的不断研究促使著名的维生素 C 得以被发现。一开始时，人们对这个病束手无策，后来发现喝柠檬汁可以治好这个病，直到一百年前才搞清楚病因是缺乏维生素 C，所以人们又把维生素 C 叫作"抗坏血酸"。

可以说，发现维生素 C 的年代也正是对各种维生素发现和研究的黄金时代。维生素 B_1 是人类发现的第一种维生素，发现时间是 1911 年。在其后的几十年时间里，人们陆续发现了维生素 A、维生素 D、维生素 E、维生素 B_2、维生素 B_{12}、维生素 B_6、叶酸……三五十年间，因发现和研究维生素而获得诺贝尔奖的科学家就有十几位，不可谓不辉煌，而维生素对人体的重要作用也越来越清晰，连名字都体现了它的重要性——是维持生命的元素，没它活不了。但令人遗憾的是，不知是什么原因，西医和营养学逐渐分开了，发展成两个学科。我推论有两个可能的原因：一是营养学发展得太快太好了，不独立出来说不过去，貌似是为了发展得更好；另一个原因是细菌和抗生素的发现干扰了人们对营养素的认识。与人类对营养素的认识同期，人们逐渐发现和认识细菌，并与发现维生素同期或稍晚，发现了抗生素（如青霉素）对很多疾病的特异性疗效，这一事实逐渐误导了人们的认识：营养素是维持生命的。总之，不管是什么原因，营养治疗这一治疗疾病的利器在营养学与西医分开后就不受重视了，一直没有发挥出它应有的作用，在医院里仅仅偏于一隅，更多以营养膳食科的形象出现，结果导致人们错误地认为营养不治病。

这种现象把营养学搞得很惨，本来很多营养素的发现都是基于对疾病病因的研究，是奔着治疗疾病去的，但营养学与医学治疗分家后，营养学迷失了方向。懂车会修车，懂人会修人，懂病会治病，这是再浅显不过的道理，离开人体、离开疾病来研究营养学、发展营养学，能有什么好的发展呢？以至于营养学还在讲哪些东西该吃，哪些东西不该吃；哪些东西要多吃一些，哪些东西要少吃一些；哪种食物有这样的营养，哪种食物有那样的营养。维护健康也好，养生也好，其本质就是中医讲的"治未病"，未病也是病，针对的是没有发展到医生需要给你一个诊断的病，以及没有发展到必须去医院治疗的病。用营养维护健康、进行养生的本质也是治疗，即营养治疗，只是因为游离于西医医学治疗体系之外，使得它自废武功，不能发挥强大而至关重要的作用。尽管身处现代，但它与"现代营养学"这个概念相距太远。

营养治疗在医学治疗上的缺失，导致现代医学对大多数疾病力不从心，效果不佳，甚至束手无策。表面上看，现代医学独领风骚，也确实有它值得骄傲的资本，因为不管今天各个行业多么发达、先进，目的只有一个——让人活得更健康、更舒适。所以各学科最先进的科技知识都会自然地融入医学中，被现代医学所用。比如，很难想象没有电脑和网络，今天的现代医学会是什么样，因为CT（计算机层析成像）、核磁共振等很多现代化的检查手段都是以电脑和网络为基础的。再比如材料科学也是今天最重要的学科之一，连航天飞机的制造也离不开材料科学，它也被应用到现代医学中，如假肢和人造骨骼的制造等。但让现代医学最尴尬的也正是这一点，因为不管它怎么自恃先进，它能够治愈的疾病并不多。多少治疗糖尿病的专家死于糖尿病？多少治疗心脑血管病的专家死于急性心肌梗死或脑血栓？多少精神科、神经科的医生自己长期失眠？

营养治疗为什么那么重要？因为营养是人的安身立命之本，我们每天吃饭就是为了给身体提供营养。通常，人们因为不懂身体缺什么，导致总是吃不对，而任何营养过剩、营养缺乏和营养不均衡都会对人体造成伤害而致病。人的生命是由营养、空气、水支持的，它们出问题你就生病，除此之外的病因都是派生出来的。当然，来自于外部的感染不包括在内。就跟家里的花一样，不长害虫，营养够，水合适，温度好，光照适当，它有什么理由长不好？有什么理由不开花结果呢？因此，营养治疗要重回治疗体系，要有它应有的地位，要与医学治疗完美地合二为一。中医一直倡导营养和治疗结合，但遗憾的是，它尚不具备现代营养学的现代理论，缺乏科学数据支撑，故而一直停步不前。

笔者根据对医学二十年的学习、实践、研究和思考，在本书中论述了如何通过营养医学进行健康维护和各种疾病的治疗。本书讨论了冠心病、脑血栓、高血压、糖尿病、痛风和精神类疾病等几十种在医学上被认为终身难治的疾病的营养治疗方法。希望本书能帮助你做好健康维护，帮助你去除自身的病痛。希望你能慢慢地阅读这本书，让它成为你一生一世的朋友。

由于时间仓促，更由于笔者才识浅陋，有很多知识和观点仅是一家之言，欢迎各界朋友批评指正。笔者在此送上最真挚的感谢，也渴望这本书能成为一个交流、讨论甚至是争论的平台，让我们每一个人都为健康事业出一点儿力。我一直信奉一句话："在知识面前人人平等，在健康面前人人平等。"

在本书完成之际，我的内心充满感激。感谢在写作过程中给予我无私支持和帮助的朋友；更感谢那些在我人生道路上给我点拨、给我鼓励、给我关爱的良师益友；感谢我的妈妈和我的家人，他们一直是我心灵的避风港，给我勇气，给我毅力，给我永不言败的斗志。

王　涛

2020 年 10 月

目录
CONTENTS

第一部分 总 论

1

第三部分　人为什么要长成这个样子

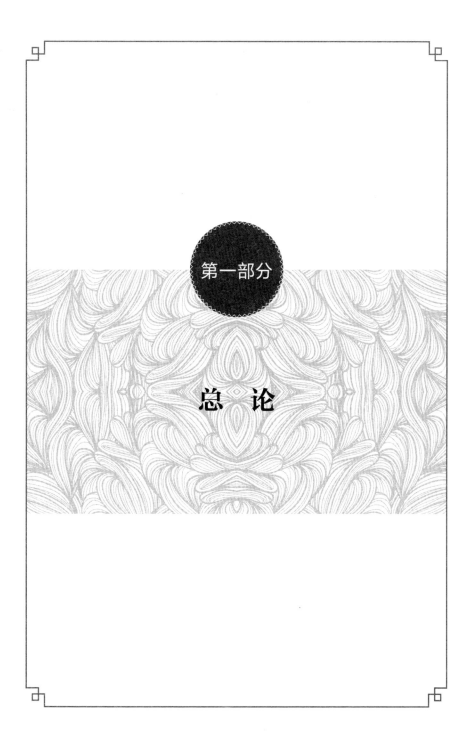

第一部分

总　论

第一章
被严重误解的"亚健康"

当你翻开这本书，你已经开始用知识指导生活了，所以要恭喜你。

想想我们自己，从出生到今天，我们都学了哪些知识？小时候，我们学过数学、语文、化学、物理、英语……长大一些后，很多人又上大学，选了自己的专业，如医学、经济学、会计学、教育学等。可是你想想，从小到大，你所学的知识里有哪些是教我们如何健康生活的？

多少人把自己的专业搞得清清楚楚，却不知道自己的身体情况；多少人把自行车、汽车的结构搞得清清楚楚，却不知道自己的肝脏在哪里；多少人很擅长搞建筑，很懂房子的结构，却不知道心脏的结构。

那我们是怎样活到今天的呢？模仿，也就是说，你生活中绝大多数的行为都是模仿来的，或者说，你是靠模仿活到今天的。你想想你是怎么学会刷牙的？还不是看父母怎么刷牙你就怎么刷。怎么学会吃这吃那的？就是看别人怎么吃我们就怎么吃呗。

这些都是模仿，而且判断一个动作能不能模仿，其方法非常简单而"朴素"，就是看做那个动作的人死没死，而且是看当时死没死，只要不是当时死的都敢模仿。比如看别人喝酒，饮酒人没死，就得出酒可以喝的结论。看一个人前一天晚上喝得醉成那个样子，第二天又没事儿似的出来了，所以你就断定醉酒没事。看别人吸烟，吸烟人没死，就得出烟可以吸的结论。看别人喝敌敌畏，扔下小瓶就倒下了，就觉得不行，这个不能模仿，这个劲儿太大。走相同的路得相同的结果。正是因为看别人怎么活你就怎么活，所以人家得什么病，你就得什么病，人家怎么走，你将来就会怎么走。

正是因为靠模仿而不是靠知识而活，所以很多人都是死于无知。发生在你自己、你的家人和亲戚朋友身上的悲剧都缘于无知。不过，从今天开始，从这一刻开始，我们要翻开人生中新的一页，用知识指导生活。

用知识指导生活，会让我们轻松、快乐、安全地享受生活，不再为健康担忧。"不再为健康担忧"，这是很多人一生的追求，他们挣了钱也不敢花，因为不知道意外什么时候到来，担心自己生病而无钱救治，每天生活在提心吊胆之中。其实，让健康有保障只有一条可行之路，就是通过学习获得保持健康的知识并加以实践。这就是笔者写这本书的目的。所以你千万不要简简单单地把这本书只看成是一本书，我希望它能成为你一生的良师益友。

它是有生命的，它会指引你踏上一条康庄大道，在这条大道上重获健康并充分享受接下来的美好人生。

别怕，病有来的路，就有回去的路！

第一节　正确认识亚健康

让我们先来测试一下：你觉得你有没有病？有病，没病（即100%健康），还是处在亚健康阶段？为什么要做这个测试呢？因为这里涉及一个极其重要的概念——亚健康。首先，"亚健康"似乎是一个很流行很常用的词，不学医的人会使用，学医的人也会使用，普通医生会使用，医学专家们也常用。连世界卫生组织这个关注全世界人民健康的机构也不甘人后，公布了亚健康的人群比例。世界卫生组织提供的数据告诉我们，在这个世界上，5%的人处于健康状态，20%的人有病，而剩下75%的人处于亚健康状态。其次，只有真正认识了亚健康的本质，我们才能对自己的健康有一个正确的认识，才会懂得随时随地关注和维护自己的健康是何等的重要。

亚健康这个概念是由谁开始使用的已不重要，重要的是这三个字不知害死了多少人。我们看到：一些人疲劳、乏力被说成是亚健康；一些人头昏、失眠被说成是亚健康；一些人烦躁、注意力不集中、记忆力下降被说成是亚健康；一些人浑身上下哪里都不舒服，就是查不出有什么病，也被说成是亚健康。以至于有些人到死都搞不清病因。

所谓的"亚健康"这种模糊的叫法实属害人不浅，因为它严重妨碍了我们对于疾病的认识和理解。但可悲的是，即使是世界卫生组织也没能给我们一个清晰易懂的定义。它告诉我们亚健康是指介于健康与疾病之间的身体状态，又叫"疲劳综合征"或机体"第三状态"。这样的定义对我们解决亚健康问题又有多大的指导意义呢？对于我们来说，搞清楚这个概念太重要了，不能一直稀里糊涂地这么叫下去，我们一定要搞清楚它的本质，更何况揭开它的本质并不难。

人的一生其实就两种生活状态，我管它们分别叫作"院内状态"和"院外状态"，即"医院内状态"和"医院外状态"：你要么是在医院里住着，要么是在医院外住着。

通过下面的图（图 1），你发现没有，从健康的角度讲，人总在健康和疾病这两种状态之间徘徊，一辈子永远走在去医院的路上。

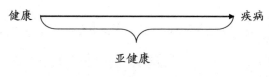

图 1　人体健康状况示意图

一端是 100% 健康，另一端是疾病，那中间区域就是我们常说的亚健康，对不对？

亚健康到底意味着什么？举个例子你就明白了。有很多朋友都听说过冠心病，而所谓冠心病，就是给心脏供血的动脉血管（医学上称之为冠状动脉）堵塞了，当被堵到 70% 左右时（图 2），人就会感到不舒服，就会出现心慌、气短、胸闷等症状。

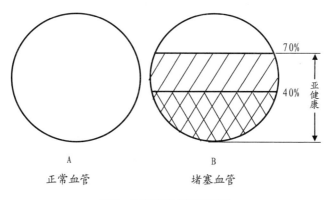

图 2　冠状动脉堵塞示意图

出现这种情况，就得赶快去医院看医生，医生给你一检查，发现你的冠状动脉血管已经堵了 70% 左右了，就会给你写下一个诊断：冠心病。那你能说医生写"冠心病"这三个字时，你的冠状血管一下子就被堵到 70% 吗？答案很明确，当然不是了。要想让冠状动脉被堵到 70%，你要经过几十年的"努力"才能实现。

你的血管可能在你几岁时就开始堵塞了，只是自己没感觉，当血管被堵到 40% 时，还是什么感觉都没有，那么，这时的你有没有病？一定是有病呀，因为你生下来时血管一点儿也没有堵，那才叫100%健康呢。在这一阶段，虽然有病，但没什么感觉，而当被堵到70%左右时，你才能感觉到症状，比如可能会出现胸闷、气短、心慌或心前区痛，有症状你才会去医院，结果到这时医生才告诉你，说你得了冠心病。而从血管一点都没有堵，到被堵到70%的程度要经历很漫长的时间，可能是几年、十几年甚至几十年，而这一漫长的时间段，就是我们常说的亚健康阶段。

这个例子告诉我们，"亚健康"这个叫法是不准确的，准确的叫法应该是"疾病的早期阶段"，而不是什么"疲劳综合征"或机体"第三状态"。也就是说，在所谓的亚健康状态时，你不是没有病，而是处在"疾病的早期阶段"，或叫"疾病的非临床阶段"。这个阶段，你几乎没有什么症状，但你已经有病了。而今天我们定义的"疾病"，应该称为"疾病的晚期"或"疾病的临床阶段"。当你见到一位朋友，你问他"你怎么了"，他说"我病了，我要去医院"，其实他是到了疾病的晚期。想想你自己和周围的人，大多都是身体受不了了才去医院的。所以，你要清楚，不只是癌症有早期晚期之分，所有的疾病都有早期晚期之分。必须到医院去治的所有疾病都是疾病的晚期阶段，因为如果你身体能够忍受，你就不会去医院。

在疾病发展的过程中你为什么有受得了和受不了两个阶段？这就涉及亚健康的本质了，亚健康的本质其实是消耗储备的过程。所谓储备，就是储存起来备用的东西。平时往银行里存钱就是一种储备，可以称为资金储备。国家不打仗，要不要生产军火？要，万一哪天打起来了呢？这就是军备。我们的身体就有这样的储备机制。我们看换肾的人，只换一个肾也能活得很好，为什么要长两个肾？这就是储备。再比如，你有两个肺，左肺和右肺，你静静地站着聊天，可能用半个肺就够了，那剩下的一个半肺做什么？备用。一会儿你去跑步，半个肺就不够了，可能就得用到一个肺，于是剩下一个肺作为备用。你可以想一想，如果你只有半个肺，那你稍微一动就会出现胸闷气短的症状，因为你没有储备了；而当你有两个肺，有完好的储备时，你就可以随心所欲地去运动。但危险也随之而来。比如有一天，你的右肺上长了一点儿东西（图3-A），就这么一小点儿东西，因为你有储备，一定不会影响到你的呼吸功能，也不会出现胸闷气短等症状，也就是说因为没有感觉，你不知道上面已经长了这个东西，所以也不会去看医生。疾病就是这样，你不管它，它会继续长大（图3-B），此时你仍然不知道。再长大一点儿，你还是不知道，那就再长大一点儿，直到有一天（图3-C），它已经消耗很多储备了，你才会有症状，出现胸闷气短的症状。这时再赶紧去看医生，就会查出肺癌晚期。所以，一方面，有储备是非常好的一件事，它让我们可以去选择很多种生活方式。正因为有身体各器官的功能储备，我们才可以挑战各种运动，才会去挑战极限。运动员的比赛就是挖掘储备、挑战自己储备极限的过程。我们通常说的人的潜能，就是人的身体各器官的功能储备，激发潜能的过程就是动用大量储备的过程。但另一方面，储备也有一个弊端。它导致绝大多数疾病在早期没有症状，使我们很难发现它们，比如冠心病、癌症的早期。

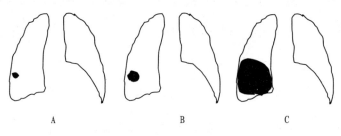

A　　　　　　B　　　　　　C

图 3　肺癌发生示意图

　　正确认识"亚健康"这个概念非常重要。理解了，就会时刻关注自己的健康。做好自己的健康维护，就是对身体最大的投资。

　　大多数人都以为没感觉就是没病。你想想是不是这样？你想想你是怎么知道自己有病的？我们大部分人都是有感觉了才去医院，然后医生写个诊断告诉我们得了什么病，我们才知道自己得什么病了。比如医生给你的诊断是高血压，你回来就会跟别人讲"我得高血压了"。医生给你的诊断是糖尿病，你回来会跟别人讲"我得糖尿病了"，是不是这样？你看有谁是没事儿去医院的？你没事儿也挂个号看医生，医生问你怎么了，你说"没什么事儿，我就是想来看看"，我想医生肯定告诉你："那你到精神科去看看吧！"我们都是有感觉了才去看病的，亚健康的实质告诉我们，我们的身体在很长一段时间内都处在有病没感觉的阶段。而这一阶段正是我们维护健康的最佳时机，所以时刻都要关注身体的健康状态，谁能解决好自己的亚健康问题，谁就会获得健康和长寿的主动权。

第二节　你多长时间"检修"一次

正是因为疾病有早期阶段，而且在这一阶段，你不会有什么明显的感觉，所以要主动地检查自己的健康状况，要定期对自己的健康状况进行评估。毫无疑问，要做到这些，只能通过一条行之有效的途径——检修。检修的意识非常重要，但可悲的是，很多人一辈子都几乎没有科学地检修过自己，这样非常危险。很多人做事没有逻辑，很怪，你看他对自己的破车可上心了，每天擦呀洗呀，定期保养，该大修还去大修，这样做不就是为了能让车多用几年吗？而我们人体，可以说是世界上最精密的一台仪器，很多人却不去定期检修，即使有往往也是检而不修。直到有一天不能用了，只好被送到医院大修。

我反对"病了""医院"之类的叫法。你看房子出了问题，我们叫"坏了"；车子出问题，我们也叫"坏了"；桌子、凳子出问题我们都叫它"坏了"。人们总觉得人和这些没有生命的物体不一样，人是活的，所以我们出了问题叫"病了"。但"病了"和"坏了"有什么区别？事实上没区别，病了就是坏了，你病了去医院，汽车坏了去修理厂。医院和修理厂有什么区别？没区别。人到医院也是被修理的，但叫法不一样就把很多人搞糊涂了，还以为有区别，还以为我们与车子不一样。以我之见，如果把医院改名为"人体修理厂"，那会叫醒很多人，他们马上就会懂得时时维护健康的重要性。

我们被送到医院，被医生"修理"，其实是很惨的。我跟你讲，只要往手术台上一躺，你还不如车。人家车有备用件，你没备用件。比如车上坏了一个螺丝，没关系，工厂有大量相同的螺丝，换一个就行了。轮胎坏了，没关系，换一个就行了。你的胃坏了，不能用了，没得可换，不能换又不能用，就只好帮你把胃这个零件切下来扔掉，所以我们的医生一边给你检查，一边帮你扔。胃坏了，不能用了，帮你扔了；查查肠子，有一段也不能用了，也帮你切下来扔了；胆囊不能用了，帮你扔了；阑尾不能用了，帮你扔了。到最后医生都查得没信心了，都坏成这个样子了，都不能用了，算了，把整个人也"扔"了吧！你想想多少人就这样被整个儿"扔"掉了，甚至走之前连说一句话的机会也没有，就给"扔"掉了。

"检修"不是简单地到医院做一些例行体检就行了。医院的各项检查是很有用很有帮助的，但这些检查需要非常细致入微的分析，而具有这种分析能力的人并不多，更不要说很多人靠机器进行评估了。通过医院的检查获得的各种数据，即使是在正常值的范围内，也并不能说明你是非常健康的，因为这些检查有一定的分辨率。比如你的肝脏都严重受损了，甚至到肝硬化阶段了，但你的肝功能的检查各项指标仍可以是正常的。这就需要评估人员对这些检查结果有很深的理解，有敏锐的洞察力，要通过你的检查结果和你在生活中及身体上的各种变化，包括你的睡眠、食欲、消化、大小便、平时的疲劳感、体重的变化等很多很多的细节，对你的健康状况进行综合评估，分析出你目前的健康状况和未来的健康走向。这是一个运用专业知识进行综合分析的过程。

　　光检不修也是一个普遍现象。例如很多人检查发现自己的血脂高，因为高血脂并不太影响日常的生活和工作，所以很多人并不重视它。事实上，你不知道，你出现高血脂的那天，就是心肌梗死和脑血栓快速发展的开始。对于检查出的问题一定不要置之不理，要及时将它们解决掉。否则一方面光检不修使检查变得没有意义，另一方面，置之不理的结果就是让疾病得到快速发展的机会而造成严重后果。就像一个苹果，在屋子里放了两个多月也没坏，但一旦有一天你发现它坏了一小点儿，那么这个苹果会在一周之内全部烂掉。

第三节　世界上有 100% 健康的人吗

如前所述，世界卫生组织这个世界上最权威的卫生专门机构，告诉我们健康人群只占世界全部人口的 5%，20% 的人有病，而剩下 75% 的人是亚健康状态。通过上述对亚健康的讨论，你已经清楚了，亚健康也是病，是疾病的早期阶段。所以，从这个角度讲，我认为世界卫生组织的数据可以改一改了。也就是说，在这个世界上，有病的人多达 95%，只有 5% 的人是健康的——但我对这剩下的 5% 的比例仍然有看法。

如果有人问你是否健康，你可能会回答"是"。那么这个世界上有 100% 健康的人吗？想想我们的生存环境，你相信不相信呼吸的空气中有大量有害气体？如果相信，那你每吸一口空气，身体就会受到伤害。你相信不相信喝的水中有很多有害物质？如果相信，那你每喝一口水身体就会受到伤害。你相信不相信，你吃的某些食物中有大量有害物质？如果相信，那你每吃一口身体就会受到伤害。也就是说，你在时时刻刻、随时随地受到伤害。如果是这样，那你怎么会是完全健康的呢？从逻辑上就讲不通。就像一个人一会儿从一座建筑的墙上抽出一块砖扔掉了，一会儿又抽出一块扔掉了，虽然这座建筑没有塌，但它还完整吗？世界卫生组织判定一个人是不是健康，充其量也就是通过各种仪器检查。你相信不相信他们所使用的仪器有分辨率？这些仪器也不能查出所有疾病。很多肝硬化病人甚至到死，肝功能都是正常的。所以健康是相对的，不健康是绝对的，在这个世界上没有一个人是 100% 健康的，所有人都是"病人"。也就是说，所有人都是走在通向医院的这条路上的，差别只在距离医院的大门远近而已。

第二章
要把健康掌握在自己的手里

　　人生的终极目标就是追求自由。试想，如果在你的生活中，时间自由，完全由自己支配；财富自由，钱足够你使用，可以做到随心所欲；空间自由，想去哪里就去哪里。这将会是何等美好的生活！但你一定要认识到，健康自由才是你的第一自由，一切美好生活都是以你的健康为基础的。因为失去健康，扔下自己的亲人、朋友、财富、事业等而独自一人离开这个世界的悲剧不胜枚举。尤其是那些社会精英，那些知识界、演艺界、商界的精英因为健康问题而过早地离开我们，无疑是整个社会的损失。重视健康无论强调到什么程度都不过分。而只有那些因为不重视自己的健康而被生活教训过的人，那些被从死亡线上拉回来的人，才会真切地体会到健康有多重要。我们看到很多"死过一回"又活过来的人在生活中释然了，不计较了，只在乎自己的健康了。健康是底线，千万不要越过。生活中有多少人拼命赚钱，最后却拿钱救不了自己的命；生活中多少人因为没了健康，家产变成了遗产，而独自一人惨淡离开人世。问你想不想得病，你的回答一定是否定的，但为了防止得病你做了些什么？你为健康做了哪些投资呢？太多的人每天喊着要健康，却时常做伤害自己身体的事。

很多人觉得手里没几个钱心里不踏实。当有了一些钱后，心里有底了：这下好了，看病不用发愁没钱了。有一次，我和我的大学同学一起吃饭，他是一家有名的大医院的血液科医生，人很优秀。在边吃边聊中，我问他："你们一天最多能花掉病人多少钱？""一两万没什么问题吧。"他回答道。很少有血液病能在几个月或半年之内逆转，治疗几年的病人很常见，你算算要花多少钱？不单血液病是这样，在临床上我们经常看到这样的情况：一个中产家庭，从他们小康的生活到赤贫只需要一场大病。跟医学打交道二十多年后，我深深懂得，有钱不能获得健康，只有懂得维护健康的知识才是拥有健康的前提。

尽管维护健康需要一定的费用，但维护健康绝不是只关乎有没有消费能力的问题，更需要有相应的知识和维护健康的观念。

很多人把自己的健康维护托付给医生，但不知道这是多么危险的事。我一位同学是外科医生，有一天打电话跟我说，他要去做个手术，我吓了一跳，赶忙问他怎么了，他说是慢性胆囊炎。做手术的前一天，我担心他会很紧张会很多虑，因为他是医生，可能会因为十分了解病情而联想无穷，他知道这是多么危险的事。你没见很多医生给别人看病时轻松自如，而等到自己得病后却吓得要死。所以我就打电话给他，告诉他不要紧张，在外科，胆囊手术很常见，不是一个什么了不起的大手术，手术一定会很安全的，因为那些医生都做熟了。为了进一步在心理上安慰他，我说我第二天会去看他。他很要强的，不让我去，说："你不要来，刚做完手术，肯定不好看。"我说："没关系，反正你平时也不好看。"

手术的当天下午我就去了，那会儿他刚醒，身上还插了一些管子。见到我来了，苦笑了一下，笑得确实不好看。他说的一句话，给我印象很深。他说："没想到这次让别人给收拾了。"

等到他出院后，我又跟他一起庆贺。一定要庆贺，因为他能活着回来呀。

席间，他说了一段很触动我的话。他说，当他被麻醉前的那一刻，自己躺在手术台上，人生第一次深切地感受到生命的脆弱，因为自己的身体马上就不由自己做主了，而要交给别人管理几个小时。你想想是不是这么回事，被麻醉过去了，什么都不知道了，谁帮你盯着你的血压、呼吸、脉搏和体温等一切生命指征？你想想把身体交给别人管理几个小时，这是多么危险的事。把自己的一点点儿钱放在别人那里保管一会儿你都不会放心，把自己的身体交给别人管理，你会放心吗？更可怕的是，一位有十几年经验的外科医生，一直到自己躺在手术台上才体会到生命的脆弱。所以健康一定要由自己管理，要掌握在自己的手里。一个医生，只是做了一个小小的胆囊切除手术，但你知道他在手术之前做了什么准备吗？他把自己的银行账号和密码工工整整地写在一张纸上，交由他的妻子管理。因为他知道，即使是这样的一个小手术，也可能出现意外，也可能让他一去不归。所以健康只有掌握在自己的手里才最放心、最安全。

第三章

怎样才能维护好自己的健康

要想将健康掌握在自己的手里，就需要掌握相关的维护健康的知识。首先要知道是什么导致我们得病，也就是病因。如果知道了病因，我们就可以远离病因，进而远离疾病。

第一节　关于病因不清

几年前我碰到一位母亲，到我们病理科给她 16 岁的孩子拿检查结果。医院里的病理科是做病理诊断的，全院所有科室切下来的东西都要送到病理科来做诊断，以最终确定是什么病。病理科的工作性质有点像法院，如果诊断出癌症，那就相当于给病人判了"死刑"，良性肿瘤则相当于"死缓"，也有个别"无罪释放"的。这位妈妈一看到诊断，眼泪就流出来了。她 16 岁的孩子鼻咽部长了一个恶性肿瘤，没有活下来的希望。她来问我，这个病是怎么得的。我看到这个诊断书上这个孩子的年龄，再看到她的样子，我也很难过。我最怕 15—25 岁之间年龄的人得不治之症。人生才刚刚起步，人世间的酸甜苦辣还没有体验到，没有享受到，就像一朵含苞欲放的花还没开就凋谢了，我觉得这是最残酷的。当这位妈妈问我时，我无言以对，想安慰她又不知道怎么说，只好说："病因不清楚，不知道怎么得的，好好陪孩子过完最后的日子吧。"

在给医科大学的学生上课时，我最喜欢讲的部分就是病因部分。课本上对绝大多数疾病病因的描述都是四个字——病因不清，而对病因的认识是至关重要的。病因不清，本质上就是不知道这个病是怎么来的，这是绝大多数疾病不能逆转的最主要原因，病有来的路就有回去的路，治不好是因为没帮它找到回去的路，而没帮它找到回去的路是因为不知道它来的路，听起来像绕口令，但道理不错，对于大多数慢性病，让病原路返回是逆转它的唯一办法。为什么有那么多病病因不清？这与医学的发展模式有关。过于强调实验验证，不能通过实验验证的结论似乎就不科学，不可靠，忽略甚至无视科研的最高形式——思辨，即逻辑推理和综合分析。我个人认为，过分强调实验验证已经严重限制甚至是阻碍了一些科学的发展，在医学上，有些做法已经使医学混乱不堪甚至偏离了正确发展方向。

有一天，我对一位我很尊敬的医学前辈说，自己想写一篇关于Ⅱ型糖尿病的文章，我说我觉得到目前为止，大家对糖尿病病因的认识是不准确的，我认为糖尿病的病因不在于胰腺和胰岛素，而在于肝脏。这位前辈马上说："那你得做实验，养大鼠，造模型去证明。"我不做也知道，这个实验不会成功。为什么呢？虽然社会上糖尿病病人的数量在不断增多，但在人口比例上仍是较小的。那大鼠糖尿病的自然发病率在"鼠口"比例上就更是微乎其微了。你想想，大鼠吃什么，人吃什么，要想让大鼠患上真正的Ⅱ型糖尿病并不容易，首先是因为大鼠有一个好的肝脏，被用来做实验的大鼠，实验前必须是健康的，这是硬性规定，否则会干扰实验结果，所以在喂养大鼠时，一定要关注大鼠的营养，它们必须吃好，吃不好，得病了，就不能用来做实验了。它们就这样一代代被喂养下来，肝脏底子会很好。一个肝脏很好的个体是不会得Ⅱ型糖尿病的（见P124"逆转糖尿病"）。其次，要想让大鼠患Ⅱ型糖尿病，就得像人糟蹋自己那样，吃高热量、高脂肪、高糖、低蛋白、低纤维食物，还要经常喝酒，吃得多，熬夜，经常郁闷等，即使都做到了，因为它的肝脏好，它这一代也不容易得糖尿病，大鼠的生命短，事实上，一定是还没等发病就老死了。因此这个实验要成功几乎是不可能的。

　　讲到这里你可能会问，全世界有那么多人研究糖尿病，那他们是怎么建立模型的？绝大多数的模型都是破坏胰岛细胞，而这样的模型根本不符合Ⅱ型糖尿病的发病机理，似乎比较符合Ⅰ型糖尿病的发病机理，由此得出针对Ⅱ型糖尿病的研究结果是不恰当的。关于糖尿病的病因分析，会在后边讲糖尿病时再谈。我举这个例子是想告诉你，今天的医学太刻板、太僵化、太形而上学了，要得到任何一个结论，都要求拿出确凿而具体的证据。其实科学的发展不单是科学实验，更重要的是在以往知识的基础上的思辨。今天的医学太需要头脑和逻辑思维了，以清醒而正确的思维方式去思考，我们会很容易找到大多数疾病的病因。

一、病因的分类

每个人都知道，疾病按照发病的快慢、进展的快慢、病程的长短可以分为急性病和慢性病。而形成这种划分法的根本原因是急性病和慢性病的病因有各自的特点。急性病的病因明确，强度大，对人体进行集中打击，如细菌感染、车祸、喝农药中毒等。慢性病的病因往往不明确，病因复杂，是较弱的一种或多种损伤长期不断地作用于身体而最终致病。被车撞倒受伤是因为车的冲击力太大了，这就是急性病的表现。另一种方法也可以让你倒下。比如你要通过一条走廊（图4），但走廊的两侧都站着人，你走过每一个人的身边时，那个人都会打你一下。有的人是用拳头打（病因A），有的人是用脚踢（病因B），有的人是用木棍打（病因C），还有的人是用鞭子抽打（病因D），你走得异常艰难，最后终于支撑不住倒下了。你能说清是谁把你打倒的吗？说不清。你倒下是因为不断受到各种各样的伤害的结果，是所有伤害的累加造成的。这就是慢性病病因的作用原理。

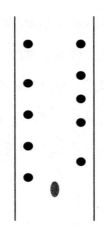

图4　慢性损伤就像一个人走过一条充满危险的走廊

　　一口气喝一瓶农药，人一定会急性中毒。每天喝一点慢慢"享受"，一定会慢性中毒。肥胖是慢性病，所以才有"一口吃不成个胖子"的俗语。肥胖不是因为你一顿多吃了一个馒头或多吃了一盘饺子造成的，而是因为今天多吃点儿这个，明天多吃点儿那个，长期这样下去，造成营养严重不均衡而导致的。所以慢性病的病因不容易说清但容易理解。

　　二、所有的慢性病都与生活方式有关，都是"生活方式病"

　　说起生活方式就太复杂了，因为生活包括方方面面。你的饮食习惯属于生活方式问题，你的穿衣打扮属于生活方式问题，你的工作状态也是生活方式的一部分。除了衣、食、住、行，还有很多方面，我估计怎么讲生活方式也讲不完整，所以只能举一些例子，你能感受到理解了就行了，在后边要讨论的很多问题中，仍然会涉及生活方式问题，你可以慢慢去体会。

我们经常听到别人讲"病是吃出来的"。这句话不全面，但有一定的道理。有一次我跟几个朋友一起吃饭，刚端起酒杯，却发现有一位朋友没碰酒杯，大家就催他喝酒，结果他说自己有重度脂肪肝和高脂血症，这跟他以前喝酒有直接关系，喝酒伤肝，所以他就不喝了。我问他喝了多少年的酒，他说近三十年。我就对他说："你看今天这么开心的场合，你不喝扫大家的兴啊，喝一点儿吧，再说了，喝三十年才喝出这么个结果，说明喝这一回不会严重到哪儿去，甚至可以忽略不计。"你觉得我说得对吗？我是把"病是吃出来的"这个道理反用了一下。也就是说，你的脂肪肝不是因为多吃这一口肉多喝这一杯酒得的，是几十年如一日地多吃一口肉多喝一杯酒才得的。这就是不健康的生活习惯和生活方式导致的病。我们常常看到，许多人本来吃完饭都离开饭桌了，回来一看，剩了点儿菜或饭，不吃倒掉了多可惜，于是又坐下来吃掉，就这样认真地做了几十年的"净坛使者"，结果是饭菜没糟蹋把自己糟蹋了，给自己搞出一身病——肥胖、高脂血症、糖尿病……你的糖尿病不是多吃哪一口饭得的，是几十年每次都多吃一口得的；你的高血压不是抽哪一根烟"得"的，是抽了几十年烟才"争取"来的。这就是生活方式、生活习惯。

随着所谓的社会发展和科技进步，人们越来越追求舒适，原有的生活方式几乎被彻底改变，这些改变几乎都是不合理的，是有害的。作息时间改变了：以前人们日出而作日落而息，今天的人们喜欢夜生活。这种作息方式打乱了身体的生物节律，引发了包括胃病、关节痛、肌肉痛和睡眠障碍等很多病。以前我们坐小凳子，今天我们坐沙发，沙发还没被坐坏，自己的腰先坏了。以前我们办事是走着去或跑着去，今天我们走、跑的机会越来越少了，导致很多人还得单独再拿出时间来走或跑。或者是一天到晚根本不动，导致身体快速老化。为了求快、求方便舒适，远途我们选择坐飞机、坐火车或坐长途大巴，多少人把颈椎腰椎"坐坏"了。讲到"坐"，最典型的是出租车司机，你看看这种工作方式让他们获得什么了？除了挣到一些钱外，出租车司机还"赚"到几大职业病——腰、肩、颈椎病，胃病和前列腺肥大。

正是不合理不健康的生活方式才导致你的身体每天都受到伤害，累积久了就成了你身上可感受到的病。所以要想彻底逆转慢性病，就要彻底改掉我们不合理的生活方式，否则即使当时治好了，只要生活方式不改变，那个病早晚还会再回来，因为走相同的路会得到相同的结果。

三、疾病的来源——损伤

如果清楚疾病的来源，我们就可以轻松地避开疾病，使自己获得健康。那么各种疾病是从哪里来的呢？人是处在两个环境中

的，即内环境和外环境。其实，大多数疾病都是因为外环境中的
损伤因素破坏了内环境的稳定而造成的（图5）。

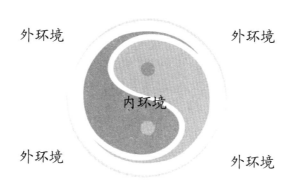

图5　人体内、外环境示意图

内环境这个词有些专业，就是指我们身体的细胞所处的环
境。细胞你可能没见过，但这并不会妨碍你理解内环境，因为你
肯定见过砖，其实细胞跟砖一样，有各种各样的形状。我们学医
时，光解剖学就学了整整一年，其实哪里有那么难，人长得跟大
楼一样（图6）。你看，砖按照一定的方式进行排列，一个屋子
就建好了，而细胞按照一定的方式进行排列，就形成了器官。比
如肝脏，就是肝细胞按一定的方式排列而成的。一说器官，我们
就比较清楚了，肝、肾、心、胃等都是器官。屋子按照一定的方
式排列，就组成了一层楼，而器官按照一定的方式排列，就组成
系统。比如消化系统，就是器官按一定方式排列而成的，上边是
口腔，接下来是食管、胃、肠（小肠、大肠）、肛门，这不是按

一定的方式排列而成的吗？一层楼一层楼地垒起来，就形成大楼了。而九大系统一组合，就组成人了。里边也很像，大楼有水管、暖气管，人体有血管。大楼有下水道，人体有肾脏、膀胱。大楼有电线，人体有神经。大楼没有腿，人体有腿，所以大楼不能动，人体能动，人体是"可以移动的大楼"。

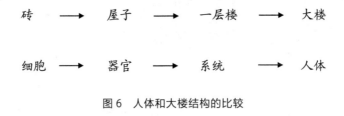

图 6　人体和大楼结构的比较

用砖建大楼，不是把砖简单垒起来，砖和砖之间要有水泥、沙石等黏着物。细胞也是这样，细胞之间也有黏着物，把细胞相互粘起来。因此内环境就是细胞黏着物内的环境状况（图 7）。内环境的好坏直接影响到细胞的完整性和功能状态。

你想想农村的厕所，经常有人冲着墙角小便，时间一长，墙角的砖就先掉粉了。砖掉粉可不是由于小便直接把砖浇坏的，而是尿液跑到了砖之间的缝隙里，就等于砖整天被泡在尿液里，时间一长，砖就坏掉了。细胞也一样，当内环境有问题时，细胞不可能有正常的功能。内环境极其重要，血液带来的氧气和营养不是直接提供给细胞，而是存放在内环境里，等细胞需要时，细胞再从内环境里取。细胞代谢过程中产生的二氧化碳和废物，也不是直接排到毛细血管里，而是排到内环境里，然后再从内环境进入毛细血管被带走。也就是说，内环境是细胞之间的空隙，是细胞和血液之间进行物质交换的场所。你说内环境重要不重要?

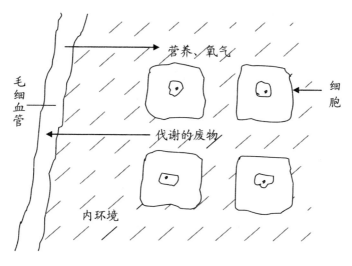

图7　人体内环境示意图

你的细胞不像你，你有脾气，但你的细胞却没脾气，你被领导批了一下，不开心，一生气就找个借口歇半天，你的细胞不会这样。你只要把内环境维护好，该给吃的给吃的，该给喝的给喝的，再把它排出的废物带走，它就会忠诚地为你干活儿。所以维护一个人的健康很简单，只要把内环境维护好了，细胞健康了，人也就健康了。

外环境就简单了。所谓外环境，就是我们身体所处的外部环境，包括阳光、空气、土壤、水等。如果你愿意了解细胞和人体结构的一些知识，请你先读一读本书的第三部分。

那么疾病是怎么产生的呢？外部环境中的损伤因素破坏了内环境稳定而造成各种各样的疾病是最常见的，当然，更严谨地说，还应该引入中医的七情致病的说法，包括喜、怒、忧、思、悲、恐、惊，它们也会导致内环境的紊乱而引起疾病。为了便于没有医学知识背景的人更容易理解损伤，所以这里只讨论外部损伤，因为它们更具体，更便于理解。可能很多病看上去跟外部环境关系不大，比如有一类病，叫作自身免疫性疾病，听起来好像是自己身体内部出了问题，其实，只要你细心观察，会发现归根到底都跟外部环境中的损伤因素对内环境的破坏有关系。

外部环境中的损伤因素主要通过三大途径进入身体（图8），即呼吸道、消化道和皮肤。呼吸道接触的就是空气和烟尘等，空气本身是没什么毒性的，但空气污染会危害到每一个人。消化道接触的有食物、水还有酒等，食物和水、酒中的有害物质也危害到我们的健康。皮肤这一途径容易被人忽视，其实皮肤的吸收能力很强。我记得以前在农村见过棉农给棉花打药，他们背着一个桶，一手打药，另一只手拿着喷雾头往前走，天气很热，就穿一件小单衫，一边打药，一边往前走，过一会儿一看，棉花还站着呢，结果他倒下了——农药中毒了。他又没有喝农药，怎么就中毒了？就是因为药雾飘到单衫上，再通过皮肤吸收了。而且皮肤的吸收还有一个特点，就是不受意识支配，有毒的气体人体可以控制不闻，有毒的东西人体可以控制不吃，皮肤可不管，别让它挨上，挨上就会被吸收。所以皮肤每天都会从衣物和空气中吸收很多有毒物质进入身体。

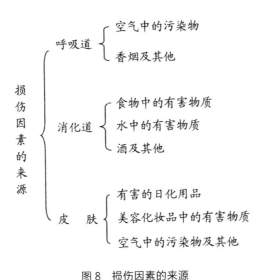

图8　损伤因素的来源

正如前面所说，你吸一口气，喝一口水，吃一口饭，都会把身体伤着，为什么呢？因为空气中、水中、食物中有大量的有害物质。这些有害物质主要是从哪里来的呢？也就是说损伤因素在哪里呢？损伤因素主要源于污染。

现在的空气质量明显比四十年前的差，教你一种快速检测空气质量的方法，就是看看在你和远处的楼之间有没有烟雾，有，空气质量就差，烟雾越多越差，没有就是好天气。我们以前总是说今天太阳真好，是个好天气，其实晴天不一定是好天气，空气质量好的时候才算是好天气。而现在这样的天气相对较少了。我以前是很爱运动的，经常晨练去跑步，现在却不敢去跑步了，对此，我跟几位朋友开玩笑道，我现在如果还去跑步，四肢倒是强壮了，可呼吸系统会受不了。

大气污染对我们的健康造成了极大的伤害。美国航天局两颗人造卫星"AQUA"和"TERRA"曾给中国的华北地区拍过一些卫星照片，工业活动造成的烟雾和尘埃覆盖在中国东部低洼地区，而且这种烟雾在中国这部分地区很普遍。为什么过敏性鼻炎、支气管哮喘、肺癌的病人越来越多？跟大气污染有直接的关系。而且你要知道，大气污染不仅仅会伤害我们的呼吸系统，有毒的污染物还会通过皮肤和呼吸系统进入血液循环系统，进而周游全身，对全身各系统都有广泛的伤害。

我们喝的水质量怎么样？我记得小时候，也就是四十年前，村里村外到处都是水。我的家乡是一个典型的北方农村，村子里有一个大坑，水很深，坑很大，村子有多长，这个坑就有多长，从东向西。夏天一下雨，水一多，大坑就满了，还往村南的小坑里流，穿过整个村子，南北呼应。今天呢？那个大坑早就干了，被填平了，而且已经盖上新房了。

我曾经有一段美好的记忆。二十多年前，我们村东有一条小河，小河里水不多，但从没干过，长着茂盛的水草，河里边的鱼因水草而得到很好的保护，撒网捕鱼的人望河兴叹，毫无办法。

但我的弟弟很有办法，在捕鱼的季节，他每天傍晚就把带有鱼饵的鱼钩投到河里，第二天早上去取回，鱼钩上总有一尾大鱼，我家几乎每天都有鱼吃。去取鱼也是一件麻烦事，因为鱼上钩后，不会甘心，想拼命跑掉，导致钓线和水草缠得一塌糊涂，要费一番功夫才能把筋疲力尽的鱼取出来。尽管如此，他却乐此不疲。而今天那条沟还在，但早已干涸了。

今天的北方地下水严重缺乏，甚至导致地面沉降。在北方还有一句顺口溜，说"十条河九条干，还有一条在污染"。南方是不是好一些呢？南方的水确实比北方多，但水体的污染也是随处可见，我们经常在网络和报纸上看到养殖鱼因水污染而大面积死亡的报道，养殖户看着自己辛辛苦苦养的鱼几乎死光，欲哭无泪。想想看，在你居住的地方，有没有水质严重下降甚至是极度污染的河流或其他水体呢？多少原来清澈见底的河流变得臭气熏天，多少绿水变成黑水、红水、白水。水污染造成的危害难以想象，更可怕的是，在全国很多地方，农民们用污水浇地。当河水被污染时，可以治污，但如果污水跑到了地里，想处理就难了，只有通过人吃地里长出来的庄稼来"循环处理"了。其实大量的污染物已经进入我们的食物链。

污染到底能有多大危害呢？我们去很多严重污染的河流两岸的农村看看就知道了。尽管国家投入了大量的资金来治理污染，可是污染给在那些河流附近居住的人们带来的苦难是随处可见的。在那些河流附近的很多村庄，疾病的发生率普遍较高，而且病种多样，有胃炎、胃溃疡、皮炎、皮疹等各种疾病，还有各种各样的癌症。

日常化工用品也是一个重要的损伤因素。我们生活在一个被日化用品包围的时代，我们的衣服是化纤的，洗衣服的、刷碗的、擦地板的、擦卫生间的、擦油烟机的、洗澡的、洗头的用品等，全部是日化用品，我们今天用的这些产品极少是可生物降解的。这些物质都会通过皮肤进入身体，损伤我们的身体。

可见，损伤是随时随地发生的，所以外界损伤因素是很多疾病发生的根源。

第二节　被严重低估的人体修复能力

疾病的发生缘于外环境中各种损伤因素对内环境的破坏，而且损伤是随时随地发生的。好比一幢大楼，一会儿有人拆下一块砖扔掉了，一会儿又有人拆下一块砖扔掉，就这样不断地扔下去，可以想象得出，用不了多久，这幢大楼就会垮掉。损伤在体内时刻发生，这是一件相当严重的事情，但人并没有出现大楼那样的下场，每个人都活得好好的，没有谁因为我们时刻受到损伤而惊慌。没有看到一个人因为时刻受到损伤而在走路时丧失"人形"，越来越散，最后碎成一堆；没有看到过一个人因为时刻受到损伤而在跟你聊天的过程中，一会儿半张脸没了，一会儿半个肩掉下了。为什么我们几十年时刻受到损伤仍然看上去完好无损呢？这是因为我们人体有一种神奇而强大的能力，即修复能力。

损伤是时刻发生的，而修复也是时刻进行的。我们经常会看到它在我们的身体上发挥作用。比如你切菜没注意把手切了一个口子，这就是损伤，而经过不到一周的时间，伤口完全长好了，这就是修复的过程。手上被切个口子你怕不怕？你一定不怕，为什么呢？因为你知道用不了几天就能长好。如果你知道被切的口子不会愈合，你一定会怕。是因为你的身体有修复能力，才让你很安心。

每次提到修复，我都充满感激。手被切了一个口子，用不了一周的时间就长好了。你可能觉得很平常，没什么了不起，事实上，伤口是肉眼可见的，而细胞是肉眼看不见的。对于细胞来讲，伤口就是一道鸿沟，伤口的长度相当于从上海到北京之间的距离，细胞没用一周就走到了。给你一周时间，让你从上海走到北京，你走走看。手被切了一个伤口，你做什么了？充其量是包扎一下，但包扎是怕感染。你的伤口是人家自己长好的。这个能力可不得了，你伸出自己的手看看，看着自己的手想想，从小到大，你的手受过多少次伤，有过那么多伤口，可今天你能找到几个伤疤呢？你几乎找不到或看不出原来哪里伤过，也就是说，人家细胞自己修复自己可以修得天衣无缝，就跟没坏过一样。

　　每个人都修理过东西，你想想，你修理东西的能力能不能达到天衣无缝的程度？身体这种自我修复的能力，全世界所有医生的能力加到一起还不及它的一丁点儿。比如车祸，把腿撞断了，你见到哪个医生把两个断端接上后病人就可以跑着回家了？是不是还要在医院躺上三个月左右，让骨头自己长好？再比如胃溃疡（图9），胃壁上出现一个大坑，很痛，病人捂着肚子去找医生，医生一看，吃点儿药吧，你见谁是吃了药后，药把大坑填平，胃溃疡就好了的。是不是也要等到细胞自己长好，胃溃疡才能好呀？所以请你记住，其实你身上所有的疾病都是你的身体自己长好的，是通过神奇的修复能力治好的，医生充其量只能起到辅助修复能力进行修复的作用。比如大腿骨被撞断了（图10），如果两个断端不接在一起，身体就无法进行修复。需要医生把两个断端接起来，对上位，这样身体的修复就可以正常进行了。医生充其量只能做这些事情。

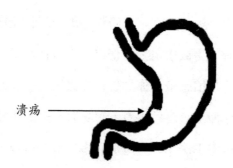

图9　胃溃疡示意图

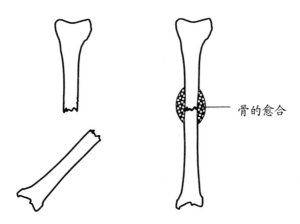

图 10　骨折修复示意图

　　我们身体的修复能力太神奇了，它可以为我们创造无限可能。我的一个好朋友出了车祸，当时我正在外地，有人打电话通知我这件事情，我赶快打听伤成什么样。太惨了，头皮齐眉被翻上去了，锁骨骨折，肋骨骨折，脊椎骨多节粉碎性骨折，还有一条大腿骨折。其他的轻伤就更不用说了。我听后就一个感觉：这是被撞散了啊。就这么严重的损伤，他在医院住了三个多月后，跟没事人似的走出来了。看，我们人体的修复能力有多强大。

　　一提到修复，我就想讲我三叔的故事。我三叔也是一名医生，而且是一名军医，他是我的偶像，因为他技术全面，医术非常高。我学医主要是受他的影响——他给别人治好病，病人们都对他很尊重，有的病人还会给他送鸡蛋感谢他。当时就觉得当医生非常不错，还能吃上免费鸡蛋。儿时匪夷所思的想法让我至今都忍俊不禁，因为直到今天我也没有吃到过免费鸡蛋。

　　我三叔的医术很高，这跟他的经历有关。他是从军队的卫生员成长起来的，卫生员做的也就是给患者拿药打针之类的工作，这是一个医院最基础的工作。后来上了大学去学医，学了西医又学中医，工作后在医院里的很多科室都待过，所以技术全面，问他哪个科的病，都难不倒他。他本来是内科医生，却还精通儿科、妇科疾病的治疗，就没干过外科，结果他老人家退休后还给别人做整形、美容，你说他有多厉害，做得还很好。我们家除了我的眼皮保住了，剩下的人都被他割了双眼皮。但是有一年，他在医院的传染科做医生时，得了一场大病，跟他所在的科室有关，他得了急性重型肝炎。各位听说过这个病吗？估计很少有人听说过，我估计你常听说的也就是乙型肝炎，乙型肝炎跟急性重型肝炎比起来，就跟手枪和坦克的区别差不多，级别不一样。这种肝炎来势凶猛，有很多名字都是用来形容它的猛烈和危险的，如"暴发型肝炎""电击型肝炎"。一旦暴发，肝脏内60%—70%的肝细胞当场死亡，剩下的细胞也是要死还没死的状态。各位都见过猪肝，是不是有形状？而急性重型肝炎发病后，这样的肝脏变得黄色透明，往托盘上一放，就是软软的一摊，连个形状也没有，说明大量肝细胞都死掉了。得这种病的人十有八九在两周之内死亡，剩下的一两个逃过这一劫的人，也会在两年内转变成肝硬化，肝硬化也一样会致死。

　　我三叔得了这个病，一下子就昏迷过去了。他是医院里的技术骨干，医院非常重视，专门为他成立了一个治疗小组，经过抢救，一周后他醒过来了。醒了以后他知道自己得了什么病，就每天自己给自己治病，开方子，既吃西药，也吃中药，这样治疗了三个月，脱离了危险，出院了。这样，第一劫是逃过去了，但他知道还要有第二劫，就是肝炎后的肝硬化问题，所以出院后积极护肝。他知道肥胖会增加肝的压力，不利于肝的恢复，就积极减肥。他不像我们今天的很多人，一说减肥，就不吃饭了，把自己搞得浑身乏力，面色苍白，目光呆滞，又冷又饿，记忆力衰退，人不像人，鬼不像鬼。当我三叔决定减肥后，他就到图书馆去查资料，所以他很明智，知道要用知识指导生活。他给自己制订出一套减肥方案，通过不断尝试和改进，最终摸索出一套科学的减肥方案，效果极佳。你说他厉害不厉害，他还用这套方案给别人减肥，在我眼中，他可以说是我们国家改革开放以后的减肥第一人。当时在天津、北京、郑州等很多地方，电视台都邀请他做节目。他每天除了药物治疗，还有运动计划，每天要走多少路，要在肝区按摩多长时间，都自有路数。

就这样，经过不断治疗、护肝，二十多年以后了，2007 年，他去体检，一看 B 超检查结果，他的肝脏完好无损。这不仅说明他的医术很高，另一方面也反映了人体奇妙的修复能力。你想想，虽然他的医术还不错，但死掉那么多肝细胞，需要肝脏自己一点儿一点儿重新长好，对不对？身体通过自我修复，又重新长出一个完好无损的肝，你说神奇不神奇？

第三节　搞错了，身体需要原料

人体的修复能力是不是非常神奇？可以说无所不能，人体内的一切损伤都能通过修复而逆转，而且速度极快。但这样说似乎又很矛盾，因为修复能力这样神奇，无所不能，而且修复又是随时随地进行的，那人就不应该得病，这个世界上就不应该有病人，你说对不对？如果一有损伤就给修复好了，怎么还会有那么多人得病？以至于医院连病床都不够用，让很多人躺在楼道内的临时病床上，而且人们得的病越来越稀奇古怪，种类繁多。这种状况是怎么造成的呢？

打个比方你就容易理解了。比如说有一个人是世界上最会修墙的人，称其为大师也不为过，世界上什么样的墙他都修过，而且经他修的墙，你根本看不出哪里坏过。结果就你家这堵墙他怎么也修不好，而这堵墙又不是什么特殊的墙，大师修过无数这样的墙，肯定不是能力问题，从能力上讲，修这样的墙简直就是小菜一碟，结果他就是修不好你家这堵墙，你说可能是什么原因？我想原因只有一个，那就是你没把修墙所需的砖和水泥等这些原材料给大师准备好，因为在这个世界上，修什么都是需要原料的。

你想想，木桌子坏了用什么修？你肯定知道用木头，因为桌子是木头做的。墙坏了你肯定知道要用砖修，因为墙是砖垒起来的。所以，在这个世界上，什么东西坏了一定要用组成它的原料来修，这是真理，是永远不会变的规律。所以没见过哪位的自行车坏了，丢了一个螺丝，把手指头往里一插自行车就可以走了。

我们人类很聪明，知道东西坏了要用原料修。可从人体的修复能力或从营养医学的角度看，人类犯的最愚蠢的错误就是面对我们自己的身体时，却不知道坏了后要用原料来修，而是用药修，可你不是用药做的，这样修是不合理的，是不可能成功的，所以才导致你的病怎么治也治不好。看看你吃的那些治病的药，想想你是由那些药做的吗？

人是由什么做成的呢？人是由蛋白质、脂类、糖类、维生素、矿物质和水等做成的。所以人体坏了首先应该想到的是用这些原料修理。专业上，将水、蛋白质、脂、糖、矿物质、维生素、纤维素统称为营养素。营养素就是能够被你的身体吸收并参与你身体构建的那些化学物质。比如你吃的猪肉里含有蛋白质，被肠道消化吸收后所得到的氨基酸会进入你的肌肉，组装成肌肉中所需要的蛋白质而变成你身体的一部分，所以蛋白质是一类重要的营养素。

讲到这里，你就知道我们人体每天是怎样维护自身健康的了，就是损伤——修复——原料（营养素）的过程（图11）。损

伤是随时随地发生的，所以修复也是随时随地发生的，而要想达
到完美修复，就需要原料，原料就是营养素。尽管损伤——修
复——原料（营养素）这条线才区区几个字，但它包含了很深的
道理，需要我们反复去悟，它是医学和营养学的灵魂，是营养医
学的根本。

$$损伤 \longrightarrow 修复 \longrightarrow 原料（营养素）$$

图 11　体内修复所遵循的规律

一、营养素就是用来治病的

"营养素是不能治病的"，很多年前，这是极普遍的大众认
识，甚至绝大多数的医生也持这种看法，现在对营养素的认识已
经大为改观。造成这种广泛误解可能与四方面的原因有关：

一是我们已经为一些所谓的营养品买过不少单，比如以前很
流行的蜂王浆、鳖精、王八膏、燕窝粥等。往往买这些产品都是
用来去看病人、老人或作为礼物送给别人，也没见谁因为吃了这
些产品病好了。更多的是因为没什么好买的，买这些东西看上去
好看、听起来感觉也不错，毕竟是被称为营养的东西。这些东西
理论上也不错，但没有任何效果的原因很多、很复杂，比如是否
货真价实，原材料的选择、生产工艺等环节是否安全等。你千万
不要觉得生产这类东西很简单，因为其中的营养物质很容易流失
或遭到破坏。

二是一些朋友给父母买一些人参、虫草等贵重的中药材，期盼父母的身体能更好一些，但其后往往也没看出什么效果，甚至有些适得其反。关于高级补品的问题会在稍后更详细地分析。

三是今天我们在学校里学的营养学还没有上升到营养医学的高度，还没有认识到营养在治疗疾病和维护人们的健康中应该起主导作用而不是今天的辅助治疗的角色。其实这种现象也不是中国特色，全世界的营养学水平都差不多。我认为这是现代营养学发展的悲哀。

四是很多人都吃过保健品，其中很多都是营养素，如钙剂、铁剂、硒产品和各种维生素等。花很多钱买回来吃，但结果并不像营销人员吹嘘得那样神奇，甚至什么问题都没解决，心一下子就凉了，觉得是骗钱的，不能治什么病，就是骗人的。殊不知使用营养素最需要的是专业指导，专业指导下的营养调理效果才能最理想。

那么营养素能不能治病呢？很简单，纤维素、B族维生素、维生素C、钙、镁等在医院也经常使用，不能治病医院为什么要用它们呢？我们常常会听到一些朋友说营养素是不能治病的，纠正亚健康还可以。正如前面讨论的，所谓的亚健康就是疾病的早期阶段。如果你承认可以纠正亚健康，也就是说你承认营养素可以纠正疾病的早期阶段，那你说营养素能不能纠正疾病的晚期阶段呢？仍以冠心病为例，如果你承认营养素可以消除血管40%的堵塞（此时即是所谓的亚健康阶段），你说能不能消除血管80%的堵塞呢（此时可能已出现临床症状，你自己已经有感觉，即发病了）？一定能啊，因为40%和80%之间只是量的区别，而没有质的区别，只是消除80%的堵塞比消除40%的堵塞难度大、用时长。所以营养素不是用来吃着玩的，营养素是用来治病的，是用来随时随地维护我们健康的。为了区别传统的治疗，我把使用营养素的治疗称为营养调理，在专业指导下，给出营养配方，由患者执行营养配方，这就是营养调理。

营养素用来治病的原理，就是供给人体原料，身体通过自身修复能力，使用这些原料把身体各处的损伤修好。损伤就是疾病，因此，说营养素可以治病没有任何问题。

目前存在的最大问题是，虽然营养素是我们维护自身健康的法宝，但事实上很多人使用营养素后效果并不理想，很多人跟我说用过很长时间的营养素，但没有很好的效果，所以很多人对营养素的印象不是很好。

其实出现这种现象并不奇怪。因为营养素的使用是很专业的，它要求指导者对人体要有很深刻的理解。由于营养素很容易被买到，导致很多人认为它的原理很简单，更何况一般人甚至认为关于营养的问题本来就很简单，这是一个很大的误区。很多药品也很容易被买到，大街上那么多的药店，到药店买药吃就行了，为什么还要去医院看病？因为医生懂得怎样才可以较为正确地使用这些药物。医生在大学里学了那么多年，其中一项就是怎样恰当地使用药物来治病，营养素也一样，需要专业使用和专业指导（请参看第十六章《营养素使用中的误区》）。

目前就有一个很有意思的现象，全世界有那么多药品生产厂生产药品，世界各国每年培养大量的医生来给患者使用这些药品。这里涉及两大学科，药品生产属于药学，药品使用属于医学。而在药厂和患者之间有一个非常庞大的专业群体，这就是医生。但涉及营养素时，我们看到，营养素生产属于一门科学，可以在药学的理论指导下生产，与其对应，却没有营养医学，只能勉强归入药学。另外，今天，在营养素生产厂和患者或一般人群之间却没有一个像医生那样的专业群体来帮助人们正确使用营养素。更严重的是，没有像医学那样的理论体系来指导专业人员专业使用营养素。换句话说，即使有医生或科班出身的营养师使用营养素，但因为没有一套如何正确使用营养素的专业理论体系做支撑，其使用效果往往也会差强人意。而这个理论空缺就是营养医学，就是用以指导专业使用营养素的理论体系。当然指导科学使用营养素并不是营养医学的全部，而通过系统学习营养医学被培养出来的专业人员也可以称为"医生"（请参看第十六章《营养素使用中的误区》）。

还有一个问题也需要说清楚，就是营养素究竟属于食品还是药品的问题。这个概念不清导致营养素在使用以及监管上出现很多问题。首先，什么叫营养素？营养素有自己的定义，简而言之，凡是吃进去后能变成你身体一部分的，那就叫营养素。你吃猪肉，猪肉中的蛋白质、脂肪还有其他营养物质在通过肠道吸收后会进入你的身体，蛋白质会转变成肌肉中的蛋白质，这是不是变成你身体的一部分了？猪肉中的脂肪会变成你肚皮下的脂肪，这是不是变成你身体的一部分了？而作为商品出售的营养素不过是食物中营养的浓缩抽提物，虽然有通过化工合成的营养素，本义都是为了提取浓缩营养素，以提高使用效率。这样讲你可能不太懂，换句话说，就你目前的身体状况，你一天可能需要 20 个橙子中所含的维生素 C，可让你每天吃 20 个橙子不太现实。你可能需要 5 斤猪肉中的蛋白质，可让你每天吃 5 斤猪肉也比较痛苦。这时，浓缩的营养素就有得天独厚的优势了。

　　凡是吃进去后能变成你身体一部分的物质都可以归入营养素。那你说其他药品里的蛋白质、氨基酸、各种维生素和矿物质等进入身体后能不能变成你身体的一部分？一定能啊，所以这些东西也属于营养素范畴，而不属于药物范畴。只是今天的医学还没能在更高境界上理解这个概念。所以先要搞清楚，并不是医生使用的或药厂生产的就叫药物。什么是药物呢？以治疗各种疾病为目的，在身体表面或体内发挥完作用就离开（或叫代谢掉）的那些东西就叫药物。因此，虽然制造商把我们使用的营养素制成片状或粉状或胶囊，很像药物，但那也不能叫药物，而应属于食物范畴。不能因为它穿着药物的外衣就认为它是药物。

二、营养素到底能治哪些病

从营养医学理论角度来说，营养素包治百病，这是很多人不理解的地方。有人说："你说营养素什么病都能治，简直是胡说，是不可能的，整个儿一个卖大力丸的。"其实道理很简单，因为营养素是作为身体原料通过修复能力发挥作用的，而人正是通过蛋白质、脂类、糖类、维生素、矿物质和水等这些营养素促进身体生长发育、正常代谢的。你的头需要营养素，你的脚也需要营养素，你的肝需要营养素，你的胃同样也需要营养素，所以你哪里坏了都需要用营养素来修复。

吃营养素非常划算，可以吃一口管全身，而且治病的效率极高，会对你全身各处的损伤同时进行修复治疗。陈阿姨，六十多岁了，一身的病，当她跟我描述她的病时，我的感觉是她浑身上下没有一个地方是没病的了。心脑血管疾病，包括脑缺血，经常头痛、头晕，心肌缺血，高血压。另外还有肥胖、脂肪肝、高血脂、糖尿病，眼睛不好，失眠，骨质增生导致的腰腿肩颈疾病。她的糖尿病很严重，一天要用42个单位的胰岛素，根据她的情况，我给她开了一个营养配方，同时忌口，饮食调整，运动，使用营养配方一周的时间，胰岛素的用量就减到22个单位了。两周后，她全身的症状都明显减轻了。

第四节 为什么今天的医学对慢性病束手无策

慢性病的发生不是一个简单的过程，它是身体修复失败的外在表现。

身体的修复能力是不会轻易放弃就举手投降的。当身体的某一处发生损伤后，修复能力启动。而慢性病的发生过程就是身体不断地进行损伤修复、修复再损伤、再损伤再修复的循环往复的过程。通俗地讲，就是身体的某个地方坏了，给修好后又坏了，再给修好后又坏了，这个过程不断地重复进行。在这一过程中，身体会从全身各处调动一切可调动的营养素到受损伤的部位进行修复。我们的身体很有意思，最会干的就是拆东墙补西墙的事，但前提条件是东墙允许被拆，被拆一点也没什么大的关系。直到有一天，东墙再也没有多余的原料可被拆了，也就是可调动的营养素被耗尽了，没原料了，修复能力眼看着损伤的发生而无可奈何，自己空有一身的本领而无处施展。

从上述过程可以看出，慢性病的发生不是单一器官的问题，它牵涉到全身的多个系统甚至是各个系统。因为在发病过程中，要从全身各系统调动营养来修复。比如说慢性胃炎，你觉得慢性胃炎是单纯的胃的问题吗？慢性胃炎肯定跟胃有关，但也跟肝功能有关。哪些人容易得胃炎呢？脾气急的，小心眼儿的和工作压力大的。患胃炎的人往往睡眠不好，睡眠不好的人胃也不会太好，也就是说胃病的发生还跟神经系统有关。再找的话，还会找到更多系统与慢性胃病有关，所以慢性胃炎的发生不是单纯胃的问题，而是多系统功能紊乱造成的，是多系统功能紊乱在单一器官的表现。

人体的慢性疾病多是多系统功能紊乱的结果。也就是说，慢性病是系统问题。一种病的发生不要说是多系统功能紊乱造成的，即使是一个系统功能紊乱造成的，对于医生来说也是难题。平时我们经常遇到系统问题。所谓系统就是能够独立完成一个任务的所有部件的总和。比如一台电脑就是一个系统，你在使用电脑过程中，死机了，就是系统乱了。你该做什么呢？只要按一下开关重启就行了。重启的过程是什么呢？是电脑系统自我恢复的过程，系统自己检查是哪里出了问题，找到后自己就把问题解决了。从没见过谁使用电脑时一死机，马上拆电脑，非要看它死在哪里了，好把它修好。疾病的发生也是相同的道理，是系统乱了，凭医生不可能把系统紊乱纠正，唯一可行的方式就是让系统自我修复，而人体的修复能力完全可以做到这一点。

为什么医生解决不了系统紊乱的问题呢？不是因为医生医术有问题，而是跟药物作用于人体的方式有关。今天的医学总想插手系统内部事务，药物的作用不是在系统层面的，而是作用点非常精准，直接作用于某个器官内的一些细胞的某个位置，例如线粒体中的某种酶，或细胞膜上的某种酶，或细胞内其他的分子。

分子组成细胞，细胞组成器官，器官才组成系统。可见分子层面和系统层面相差太远了，本来是系统问题，药物却作用于系统内的一个点，而不顾一个系统内或多个系统内很多点的紊乱，所以药物不可能纠正系统紊乱。举个例子，一个系统乱了可能是因为上千个反应慢下来了甚至是停止了，而药物只激活了其中的一两个反应，那这个系统问题怎么能解决呢？系统问题一定要在系统层面上解决，只有人体的修复能力才能做到这点。比如胃炎，本来是一个多系统功能紊乱的结果，但医生总给治胃病的药，而不是纠正多系统的紊乱，所以胃炎就成了很难治的病，一治就治几十年，直到变成胃癌，就没时间治胃炎了。当我们找准正确方向，即充分发挥人体的修复能力，一个病人的胃炎从治疗开始到临床症状消失，快的只需要两周左右的时间。

尽管医学的发展已经有几千年的历史了，但我们对人体的认识还极为肤浅，连很多常见的现象都不能解释清楚。比如为什么人一着急就容易烂嘴角？为什么人一着急生气就容易牙痛或牙龈肿胀？人体太奇妙了，从人体的修复能力能体会到其中的一点点。你说人体的各种器官各个部位怎么就知道自己应该长成那个样子而不是其他的形状？就好像盖大楼要先有设计图纸一样，人体内也应该有这样的"图纸"。否则，为什么肝脏就长成那个模样而且长成后就自动停止生长？但全身器官的"设计图纸"存在于哪里？我们还不知道。但这个概念很重要，因为修复也需要

"图纸"。最好的修复是不论什么细胞坏了或消失了，都会原样修复。如果不能原样修复，身体就会采用不得已的"修复"方式，即纤维化。比如当你皮肤上的伤口小而浅时，等长好后什么痕迹都没留下，这就是原样修复。当皮肤上的伤口大而深时，比如手术切口，已经超出了原样修复的能力，所以就通过在伤口处纤维化，形成疤痕把伤口长好。即使通过纤维化这一方式，身体各器官也力求恢复该器官原有的形状，这真的是非常奇妙的现象。

细胞的修复也应该是有"图纸"可循的，这个"图纸"又在哪里呢？医学界的共识是藏在"DNA"里。但我想跟你说，事实上可能没这么简单，细胞的修复可能已经超出了"细胞图纸"的范围。细胞的修复还体现在细胞的再生能力上，通过细胞再生，可以将组织器官原有的缺损修复，所以细胞可以通过再生参与组织的修复。总而言之，你身体的每一个部位应该长什么样，你的身体最清楚，你的身体哪些部分长得不合理，也是你的身体最清楚，而且它还有把不合理的地方改造成合理的能力，但前提是你要给它提供充足的原料——营养素。

我这样讲修复，你会认为很简单，很好懂，事实上，修复是一个极复杂的过程，修复分为很多层次，也就是说修复有不同的级别。这有点儿像修墙，比如墙坏了一个洞，你不能一上来就抹白灰，得先把砖塞进去，用混凝土粘结实，然后再在砖的表面抹混凝土，混凝土外边再抹白灰。修墙也要讲究层次，不能乱来。

人体最简单的修复是分子级修复。可能说最基础的修复是分子级修复更好理解一些。专业人士会说分子水平的修复已经够复杂了，但在人体，分子水平的修复是最简单的，比如说细胞核内的某段 DNA 受到损伤，细胞可以通过 DNA 修复系统把坏掉的 DNA 修好而使细胞恢复正常功能。分子级修复之上是细胞级修复，细胞级修复是通过把细胞内各处异常的分子结构修好或替换掉来实现的。如细胞内的某种蛋白质坏了，或某个更大的结构坏了，没关系，细胞会生产出新的，把旧的换掉。这就复杂一点了。细胞级修复之后有组织级修复，这就更难了，因为需要很多种细胞互相配合才能修好。比如你不小心在手指上切了一刀，这个小伤口要修起来是很复杂的，从分子级一直到器官级修复都会参与，既不能多长也不能少长，还得把伤口两侧的皮肤表面的纹理接好，最后修到看不出来哪里坏过。你说它怎么知道如何修成跟原来一样呢？

医学上有一个实验，把小鼠的肝脏切去 70%，然后再把它的腹腔缝上，三个月后打开腹腔一看，肝脏又长出来了，跟原来长得一模一样。你说小鼠的肝脏怎么知道还得长那么大，还长成那个形状、那个模样呢？修复功能真的是既复杂又神奇。肝脏的修复同样涉及组织级和器官级修复。还有一系列的修复，我们从头到尾给它们排一下（图 12），这些修复可以是同时进行的，也可以是有先后次序的，一切井然有序。

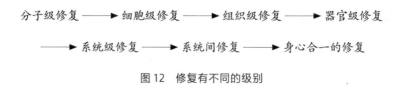

图 12　修复有不同的级别

请注意，身心合一的修复是人体最高、最完美的修复境界，简直可以称之为"再造金身"，就是从头到脚，从里到外，从身体到内心到灵魂，都要修好，这是何等高级的境界，是人类健康的极致追求。现在的西医、中医和营养学都很难做到，但营养医学完成这个目标要容易得多，所以每一个能读懂这本书的人都是幸运的。

第五节　不要给系统添乱

正如上面讨论过的那样，人体每一种疾病的发生大都是多系统功能紊乱的结果，对于系统问题，我们只能依靠人体的修复能力来解决。

系统问题只能在系统层面上解决。而今天，我们很多的治疗手段不但没有帮助紊乱的系统修复到正常，反而导致系统进一步紊乱。

比如女性的月经问题，月经该来没来，医院就用黄体酮来纠正。月经不来，至少说明她的内分泌系统紊乱，还可能伴有其他系统的功能紊乱，如消化系统（肝的功能不良）、神经精神系统（精神压力大，过度生气或郁闷）的功能紊乱，这种情况下用雌激素和黄体酮会进一步干扰患者内分泌系统各器官的功能状态，如垂体、肾上腺、卵巢等，会导致内分泌系统进一步紊乱。即使服用黄体酮后来了月经，也是假象，用不了多久，黄体酮就会失去作用，内分泌系统会更加紊乱。

再比如系统性红斑狼疮，先不说是不是激素缺乏造成的，即使是因为激素缺乏造成的，也应该想办法帮助肾上腺产生所需要的肾上腺皮脂激素，而不是直接从体外注射，因为体外注射会进一步抑制肾上腺自身的功能。这样的例子在临床上不胜枚举。

从图 12 这条线还可以看出营养医学是多么正确的道路，用于治疗疾病极其简单。身体有极其强大的修复能力，那我们就不用操心人家是怎样修复的了，只要我们把原料给对、给足，就可以治好病了。但营养医学也很复杂，很深奥。深奥到什么程度呢？人体有多复杂多深奥，它就有多复杂多深奥。

第四章

今天的食物能给我们提供充足而均衡的营养吗

　　时过境迁，本章的内容是很多年前写成的，可能与目前的情况有出入了，我本想删掉它，但考虑到保留它有助于你对营养的理解，所以由你自己摒除与你的生活实际不符的内容。当然营养的不均衡不仅来自食物本身的特性，也会来源于饮食文化、食物搭配和你的饮食偏好。比如北方人口味重，更爱大鱼大肉；而四川人吃饭时红油多一些；有的人吃饭偏素，有的人吃饭偏荤；等等。

　　前面说过了，营养素就是参与人体构建的那些东西，包括蛋白质、脂类、糖类、维生素、矿物质、水，其实还应包括氧气和二氧化碳，我们到后面再讨论它。把它们列出来一看就清楚了（图13）。

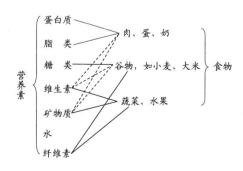

图13　各种营养素的食物来源

第一节　蛋白质的来源

一看图 13，你就清楚我们每天为什么吃饭了。有一次我问一位非常实在的大哥，人为什么吃饭？他张嘴就说："为了不饿。"真是名言，我佩服得五体投地——吃饭是为了不饿，睡觉是为了不困，休息是为了不累。其实吃饭就是为了获得我们人体所需要的营养。但问题是，今天我们吃的食物能不能给我们提供充足而均衡的营养？

我们来看看蛋白质的来源。身体需要的蛋白质主要从鱼、肉、蛋、奶和豆类等食物中获得，你有没有感觉，今天的红烧肉可不如二十年前的红烧肉香了。为什么？因为猪肉中的营养下降了，以前的猪养一年才可以出栏，现在呢，三个月。各位都知道南方的大米不如北方的大米好吃，因为北方的大米生长期长。猪也是一样呀，生长期短，营养就下降了，而且这只是猪肉营养下降的原因之一。不止营养下降了，因吃猪肉中毒的人也增加了。以前我经常建议我的朋友们吃猪肝，因为猪肝的营养丰富，且营养素的种类也多，但现在连我自己都不敢吃了，因为在全国各地因吃猪肝而导致食物中毒的案例时有发生。

鸡肉怎么样？说句实话，我长这么大就吃过一次肉鸡，却让我终生难忘，肉质很糟，没有我想象的肉香味，口感很差，骨头很容易嚼碎。有的老太太炖鸡时很骄傲，说你看看今天的鸡炖得多好，连骨头都烂了。哪里是因为炖得好，而是因为鸡缺钙。现在的鸡长多少天就可以上市？只需 40 天。你想想看，这样的鸡肉能有多少营养呢？

　　鸡蛋的质量又怎么样？以前的鸡蛋黄黄黄的，谁家炒个鸡蛋，街坊四邻都能闻到香味。今天市场上买来的鸡蛋的蛋黄呢，嚼到嘴里都不香。原来的鸡是散着养的，吃得好，而且还经常自己找点零食吃。今天的鸡可惨了，看看笼养鸡的生活就知道它下的蛋好不了。鸡的一生就生活在一个小笼子里，没有"鸡身自由"，笼子前面是食槽，笼子后面是装蛋的槽子，前面吃食，后边下蛋，这哪里是养鸡，整个儿就是造下蛋的机器。为了提高产蛋率，鸡农们不让鸡见阳光，而是用电灯来调节时间。开灯 8 个小时，关灯 8 个小时，所以在鸡的世界里，一天是 16 个小时，别看鸡连笼子都出不去，但鸡的生活节奏比人的生活节奏快了很多。另外为了提高产蛋率，有的鸡农大量使用激素。鸡的营养状况差了，它的蛋就缺营养，所以今天鸡蛋的品质也下降了。

　　奶的质量呢？关于牛奶质量问题的报道经常见于报纸、电视和网络等各种媒体，包括牛奶卫生问题、抗生素问题、常温奶的营养问题、增稠剂问题、香精问题、假牛奶问题等。

　　这里笔者最想说的是抗生素污染，很多养殖业都大量使用抗生素，导致食物中抗生素残留，如养鸡业、养鱼业等。每天接触一点抗生素，长此以往是很危险的事情，细菌对抗生素的反应过程就和人喝酒的过程是一样的。你看你让一个人第一次喝酒，他一个劲儿地推辞"不喝，不喝，不能喝"，拗不过去，就喝了一点，喝完后感觉不舒服，头痛、头晕。第二次再让他喝酒时，还是不太舒服，头痛、头晕，但比第一次轻多了。第三次再让他喝时，感觉还可以，而且喝起来还有点香味。第四次时，刚坐下，他就问"酒呢"，是不是这样的过程？细菌对抗生素的反应也是这样：第一次遇到抗生素，10个细菌死了8个，剩下两个头晕的。这两个"家伙"迅速繁殖，又长成10个细菌。第二次遇到抗生素，头晕的程度减轻了，适应了一些。第三次遇到抗生素时，它们就不以为然了，爱来不来。第四次遇到时，没准就把抗生素当饭吃了。你说危险不危险？这么折腾几次，身体对抗生素就产生耐药性了。等到身体被细菌感染时，抗生素的药效就会大大降低，甚至不起作用。

笔者在这里讲食品安全问题，不是针对某个行业或某个企业。我只想告诉你，我们今天蛋白质的来源很成问题——一方面蛋白质的品质下降了，另一方面有害物质大量增加了。其实这样的问题也不是中国独有的，世界上每一个国家都存在这些问题。

第二节　糖的来源

糖类的来源主要是谷类食物，我们最常吃的就是大米和面粉。以面粉为例，最早我们吃的面粉是 95 粉，就是 100 斤麦子出 95 斤面粉，这样的面粉黑，口感差，有点涩味。再后来，大家都抢着吃富强粉，富强粉是 81 粉，面粉就白了很多，口感也好了很多，吃到嘴里感觉很爽滑。而今天我们吃的面粉，大多数都是 70 粉，而且还有 65 粉，这就是说，对于一粒麦子来讲，我们只把麦子中央的纯淀粉吃了，把其他的都扔了。其实上苍真的很仁慈，他赐给我们一粒麦子时，就把人类身体内所需要的营养素都放到麦皮下了。而人类发展到今天，已经不在意上苍的用意了，我们只吃了麦子芯部的淀粉，而把存在于麦皮下的维生素、矿物质、膳食纤维等都做成麦麸喂猪了。

如果一种食物是高糖、高脂、高热量而低蛋白，我们称它为什么呢？"垃圾食品"。所以不仅快餐店有垃圾食品，我们每天的餐桌上也有垃圾食品。

我们每天吃垃圾食品，却把营养都喂猪了，所以人家猪很健康，你看猪吃食比人吃饭时头部动作要大很多呀，但你没看到哪头猪吃食时一下子就倒下得了脑出血。

谷物是人类重要的 B 族维生素的来源，通过精加工，在我们的餐桌上，含有某些 B 族维生素的食物已经极度缺乏了，你想想这是多么可怕的事情。有人说："我每天吃很多东西，什么都不缺。"因为我们现在吃的食物中根本就不含有我们所需的某些重要营养素，所以就算吃撑，也不能获得所需的营养素。当营养不均衡时，你吃其他营养素越多，对身体的危害可能就越大。因为营养不均衡时，一些营养素进入身体越多，就越消耗身体相对不足的营养素，导致这些营养素更加不足。比如吃进的糖分较多而蛋白质和维生素相对不足时，为了消耗掉那些进入身体的多余的糖，就要消耗掉本来就相对不足的蛋白质和维生素，导致体内的蛋白质和维生素更加不足（图14）。

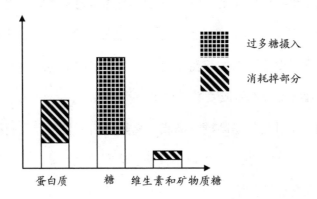

过多糖摄入

消耗掉部分

蛋白质　　　糖　　　维生素和矿物质糖

图14　一些营养素摄入过多会导致其他营养素的消耗

第三节　维生素和矿物质的来源

人体中矿物质和维生素的主要来源是蔬菜和水果，也会从肉类和谷类获得一些。

你想想，今天的西红柿和二十年前的西红柿味道一样吗？记得我小的时候，去姑姑家，把自行车往她家的院子里一扔，就直奔她家院子里的菜园子，去摘西红柿吃。我很会选西红柿，只要西红柿的"脑袋"红一些，吃起来就非常酸甜可口了。你再看看现在的西红柿，都红到"屁股"了，可味道淡了很多。

你再想想看，今天的蔬菜和水果的味道是不是大不如从前？味道不好了，说明蔬菜、水果里相应的营养素少了，蔬菜、水果的品质下降了，但有害物质却大大增多了。这方面的报道不计其数。

农药也是一个大问题，据说一户人家吃桃子，一家四口人，死了三口，一查原因，农药中毒，你说有多可怕。曾经，农药问题甚至严重影响到我们农副产品的出口，比如中国的蔬菜大量出口日本，曾因蔬菜的农药含量超标而受到极大影响。我们出口到欧盟和韩国的农副产品也出现过类似的情况。

我的一个学生，她的家乡被誉为"中国的猕猴桃之乡"，产出来的猕猴桃又大又硬，为什么？打了膨大剂。有一年政府明令禁止使用膨大剂，结果猕猴桃卖得很不好。我曾在市场上买过几个这样的猕猴桃，个头很大很硬，但很漂亮，买回来后两个月都没有变软，硬邦邦的。我就想，这哪里是猕猴桃，简直就是一个手榴弹，最后只好扔掉了。而在当地呢？种猕猴桃的桃农们自己吃的却是那种又小又丑但味道很浓的猕猴桃。所以蔬菜、水果的情况也是这样，营养成分下降了，但有害物质增加了。有害物质进入身体后，身体为了将有害物质排出体外，还要再消耗大量的营养素。所以大家计算一下，吃了一个西红柿后，我是赔了还是赚了。我可能会获得一些维生素、矿物质，但为了消除进入我身体的有害物质，如催熟剂、农药、重金属及其他有害物质，我还得消耗掉身体里的蛋白质、维生素、矿物质，你说对不对？

　　我讲这么多，只想告诉你一件事，我们今天的食物已经不能给我们提供充足而均衡的营养了，所以今天不是你要不要吃营养素的问题了，而是我们为了自己的健康而不得不服用营养素。每个人的营养缺乏都是客观存在的，只是缺乏程度轻重不同而已。

　　我讲到这里，很多朋友已经明白为什么要吃营养素了，但生活中仍有很多朋友问我吃中药行不行，或是吃什么西药好等诸如此类的问题。还有的朋友认为我太极端了，不论别人问我什么健康问题，我说得最多的就是"吃营养素"，所以现在有很多人很烦我，说："你还会不会说点别的，就会说吃营养素。"我跟他们说："你们要知道，这句话不简单，要知道这句话的背后是一套多么了不起的知识体系呀。"这一知识体系的背景一定会引起医学界和营养学界的一场革命。

第五章
营养素与高级补品

　　我们中国人可能是受中医的影响，很注意补充营养，所以很多人热衷于高级补品，很多年轻人都很有孝心，父母的身体不太好，就给父母买一些高级补品回来吃。一些人得了大病或不治之症，比如癌症，也很有意识地吃一些此类的东西，如人参、蜂胶、冬虫夏草、灵芝、鹿茸等。之所以称之为高级补品，就是因为它们的营养价值高。你买一瓶蜂胶，看了看它的说明书，上面一定写着营养丰富，含有多种人体必需氨基酸、多少种维生素和矿物质。这就是你吃它的意义。

　　它里面的营养素的纯度到底有多高？人们对人参的推崇由来已久，后来有人从人参中提取出一种成分，叫人参皂苷，于是死死认定人参皂苷是人参的主要成分。你看看大家公认的，人参都有哪些作用：人参可治疗神经衰弱、阳痿、糖尿病、高血脂、高血压、冠心病、心律失常等；用于肿瘤的治疗时，可改善患者的症状，延长生存时间；也是一种抗衰延寿的佳品。如果不是由于富含营养素，怎么可以治疗这么多系统的疾病？人参皂苷不可能胜任这么多工作。笔者偏激一点说，这与其说是人参皂苷的作用，还不如说是人参中维生素的作用。

冬虫夏草也是人们偏爱的高级补品。我这里摘录了中药学专业书籍里的一段话：虫草中富含蛋白质氨基酸达 17 种，以及 0.004%—0.37% 的游离氨基酸，其中人体必需氨基酸较多，这是虫草补益作用的物质基础。所谓补益作用相当于提高你的体质和免疫力。所以你能明白了吧，吃高级补品就是为了吸收其中的营养素。

但高级补品有三大缺陷影响它们的利用价值。第一就是营养不均衡。人家长在这个世界上，不是生来就为给你吃的，所以人家不会按照你身体的需要来配备其体内营养素的含量和比例，人家一定是按自己的生存需要配备其体内的营养素。营养不均衡就会大大降低它们的利用价值，而且有时会因此而起反作用。第二就是成分不明。你的身体需要 B 族维生素，而你吃的高级补品里有没有 B 族维生素？搞不清。不同的产地、不同的生长环境和制作工艺都会影响一些营养素的使用价值。所以很难搞清楚你吃的补品里有没有你需要的营养素。第三就是含量不足。你给你妈妈买了一些西洋参，告诉她每天拿 5—10 片泡水喝。可要解决你妈妈的健康问题每天可能需要 500 毫克维生素 E，那 5—10 片的西洋参满足不了这样的需要量。即使它里面含有一些维生素 E，在不当泡水过程中也早已被破坏得所剩无几了。

我这样讲并不是否认高级补品的食用价值，而是想使你了解这样使用高级补品的局限性。高级补品在你的身体没有明显疾病时使用还是有益的，总比不吃好，毕竟它可以给你提供一些重要的营养素，尤其是其中一些我们还没有认识清楚而人体又很需要的营养因子或微量元素。但当你有了明显的健康问题时，我建议你直接使用营养素，因为营养素可以根据你身体的需要做到缺什么补什么，缺多少补多少，什么时候缺就什么时候给。这是任何一种高级补品都做不到的。其实从健康投资的角度讲，于平时使用营养素也划算得多。

第六章

中医、西医、营养学和营养医学

这一章仅代表我个人的观点，提出来也是供你讨论和思考。而我认为这一章也是本书中最难懂的一章，不懂没关系，不会影响你对后面内容的理解。

有一段时间网上热论要不要取消中医，害得卫生系统的官员都站出来为中医说话。其实看看中国医学史，自从西医进入中国后，"取消中医"的言论出现很多次了。中医还算顽强，至今仍广泛存在，影响仍很大，尤其是在广大的农村地区。

"取消中医"有什么道理吗？有人说中医不科学，有人说中医骗人，也有人说中医是旧的落后的东西。我跟医学打交道二十多年，主要学的是西医。我从本科开始学，然后是硕士、博士，在这个过程中也涉猎一些中医的知识。以我的知识背景，在这里，我可以毫不犹豫地、坚定而又充满敬意地告诉你，中医的博大精深远不是你我之辈可以对它评头论足的，我们没有这个资格。我现在也是在"冒天下之大不韪"而为之。

中医是境界极高的一门科学，它集医学、哲学、天文学、动物学、植物学、心理学等很多种学科于一身。它对自然、对人体的认识已经达到"道"的高度。"道"这个字，我们中国人对它不陌生，还有很多赞誉，如"朝闻道，夕死可矣"。说明"道"很高深，很不容易得。我认为我们中华民族对全人类最大的贡献就是这个字——道。因为它的出现给了人们一个概念，就是思考、做事都要守道。

比如春、夏、秋、冬一年四季的变化就是自然之"道"（以下称"大道""道"）的体现，它是不以人的意志为转移的。它不会因为你希望今年冬天的雪多下一些，就多下一些，也不会因为你希望炎热的夏天快点过去，"大道"就把夏天缩短一点。所以大道是绝对的，是独立存在和运行的。

人类在"大道"面前是没有条件可讲的，没有话语权和决策权，只有无条件地服从和适应。因为不是一个境界。人类自身本都是"大道"的产物。我们经常讲我们的身体是父母给的，这句话不合适，你想想你父母什么时候学会造这么复杂的东西了？父母做个板凳，做件衣服还可以，再厉害的父母也就造个飞机，造个潜艇，你父母哪里会造你的身体？怎么知道手上要长五个手指头才行，而且大拇指要做成两节的，而其他四个手指头要做成三节的？你父母怎么知道长两个鼻孔比长仨鼻子眼儿更合理？就此而言，我们也可以认为我们的身体是浑然天成的东西，一切都是上天安排好了的，父母只是点了一下火，抠了一下扳机，搞了个启动仪式而已。你说是不是这样？

我们的中医已经认识到这个高度，也就是"道"的高度，而且是"大道"，所以提出了"天人合一"的健康维护原则。我建议所有的中国人都要反复研读两本书，一本是《黄帝内经》（简称《内经》），另一本是《道德经》。《内经》不单是给学中医的人看的，而是给所有想获得健康的人看的。笔者认为，读懂《道德经》可以帮助我们拯救这个世界，而且我私下认为不读《道德经》不能算真正的中国人，虽然你有中国国籍，有身份证，身体里流着中华民族的血，但你没有中华民族的思想境界。这些不是要在这本书里讲清楚讲透的话题，笔者打算在另一本书里探讨。

从"天人合一"这四个字，我们就可以看到中医的高度和我们古人的智慧。《内经》告诉我们，如果你想维护健康，你想有一个好的身体，做到一点就可以了，就是做到"天人合一"。笔者认为"天人合一"不是指一个动作，一个生活细节，而是生活的全方位。什么是"天人合一"呢？简而言之就是人的一切活动都要和自然大道保持一致。所以古人倡导"日出而作，日落而息"。你今天做到了吗？古人倡导该吃的吃，不该吃的不吃，你做到了吗？古人倡导要吃就吃天地之精华，至少是纯天然野生的，你做到了吗？我看我们多数人就剩下一个动作还保持"天人合一"，其余的都变了，剩下的这个"天人合一"的动作就是在户外天热了少穿点儿，天冷了多穿点儿。从这个动作你也可以体会到"天人合一"有多重要，因为你一定知道如果不"天人合一"，后果会很严重，比如天热时多穿点儿，或天冷时就光着身体，你可以试试。

给你再讲一件事，不管你认不认可"天人合一"，你的身体一定会与天相应，也就是说，我们身体的各个器官，如肺、肠道、皮肤和肝等各个器官，在不同的季节，其功能状态是不一样的，会随着季节、气候的变化而改变。比如到了夏天，很多人都会讲，汗毛孔就张开了。事实上，不仅是汗毛孔，身体的每一个器官都为夏天做好了准备，都处于比较开放的状态，代谢会加快，该出汗的地方马上把汗排出来。可是多少人逆"天人合一"而行，一头扎进空调屋，空调屋里阴冷的空气会迅速锁死你身体里很多器官的功能，所以多少人的关节痛、肌肉痛，甚至很多女人的妇科病都跟空调有直接关系。所以从"天人合一"角度可以看出，我们的古人是多么智慧。以这样的高度认识人体、尊重生命、认识自然，你说中医可能是不科学的吗？可能是骗人的、虚的东西吗？

中医到了"道"的高度，这个高度太高了，以至于绝大多数人看不懂中医，以至于多少学中医的人没有真正懂中医。很多人说中医治不了病，其实我更愿意相信：不是中医治不了病，而是学中医的人没学懂中医而治不了病。就像我跟很多人讲不要吃鸡肉一样，我跟他们讲不要吃鸡肉，鸡肉很有问题，很多朋友会反问我："鸡肉不是很好的吗？脂肪含量低，又有营养，怎么不能吃？"我只好对他们说，其实鸡本来是很好的东西，只是今天我们的养鸡方式不对，把鸡肉给搞坏了，不是鸡的责任，而是人的责任，鸡是无辜的。同样，中医的境界再高，最终要由学了中医以给人治病的医生体现出来，没体现出来是人的问题，不是中医本身的问题。

中医到了"道"的高度，正像上边讲的，"道"是绝对的，不以人的意志为转移，是永恒的，不可超越的，所以一切想超越中医的基本思维框架和知识框架而改革中医，随意把中医现代化的想法都是可笑的。当你想超越"道"的时候，你一定还处在"道"的下边。"道"的下边是什么？是"术"。

中医达到"道"的高度，同时中医又是"道""术"统一的科学，是在"道"指导下的术，这是极了不起的成就。单有"道"无"术"，会导致空洞的纸上谈兵，有"术"无"道"会导致盲动。

中医达到"道"的高度，并不代表中医就不需要发展了，中医需要发展，但前提是在"道"的指导下的发展，没有"道"的指导，一切所谓的发展都是破坏中医。笔者认为用"完善中医"的提法比"发展中医"更形象、更贴切，在"道"的境界上完善中医理论，在"道"的指导下完善中医的各种"术"。这真的很难，不是随便什么人就可以做到的，因为要想实现这个雄心和目标，首先要求你有"道"的思维高度，只用"术"的思维去搞中医、发展中医，一定会把中医搞成"术"的医学。我非常认同一位朋友的话，他说不要随便评价中医，等我们懂中医了再评价中医吧。我觉得可以再加一句："不要认为你的做法是在发展中医，最有可能的是在毁灭中医。"

我冒着这么大的风险讲这些话不是为了我自己，是想借此引起你更多的思考和思辨。看到我讲这些，你会认为我是搞中医的，其实我基本上是做西医的。搞西医二十多年，对西医的知识体系比较了解。我以为西医是"术"的医学，一直停留在"术"的层面上。正是因为一直停留在"术"的层面上，所以尽管你看到医院越盖越漂亮，仪器越来越先进，但能治的病并没有增加，还是那几个，对其余的病都力不从心。笔者以为，其根本原因在于西医是没有"道"指导的医学，导致它对人体的认识不够精深全面。西医发展一直是靠所谓的科学技术推动的，所以你会看到医院的检验、急诊和外科发展比较快，西医的价值也就在此，而像内科这样的科室发展并不快，因为内科这样的科室更需要在"道"的指导下才会有突破。

讲上面那些并不是说西医一无是处，我认为西医也有它擅长的地方，西医最擅长的就是战地急救，我甚至怀疑现代医学就是从战争中诞生并发展起来的。所以你看，直到今天，医院擅长的那些事仍然有战争的影子，最擅长的是创伤性急救，比如车祸、地震以及其他事故的急救，处理方法与战争中处理伤员没什么区别。又如治疗除病毒感染以外的其他病原微生物的感染，如细菌感染、真菌感染。西医的外科包括产科也很有价值，但有很多手术我认为是不必要做的。西医的各项检验也很有用，但所有这些并不能掩盖西医对各种慢性病的无奈。之所以会出现这种情况，缘于西医对人体的理解不到位，缘于没有"道"的指导而犯了方向性错误。

所以从这个层面上讲，中医只需要完善，而西医需要的是一场革命，需要的是彻底改变方向，回到符合人体内在规律的治疗方向上来。

那为什么很多人会认为西医更先进、更科学而中医不科学呢？其实是因为在他们的认识里，认为有准确的数据、设计缜密的实验证明才是科学的。这是对科学的误解。至少这些不是科学的全部，笔者认为所谓的科学和正确不能画等号，科学也不等于真理，科学更不等于先进。你可以查查资料看，看看科学犯过多少错误，耽误了多少人。我想我们还是应该先搞清楚什么是真正的科学，什么是真正的先进，这才是最重要的。概念不清，会让人类走向毁灭的深渊。这些问题我会在下一部书中跟你好好探讨。

营养学的博大超乎我们的想象，它的重要程度几乎无法用语言来描述。它渗透到我们生活中的每一个细节，你的一个动作，一个眼神，一个笑容，一个想法，发生在你身上的每一件事，都跟你当时身体的营养状况有直接关系。一个营养状况好的人，遇事思维更积极、更乐观、更主动、更容易与身边的人建立良好的人际关系。你的孩子学习不好可能跟他的营养缺乏有直接关系，你的孩子如果在教育上有问题，其根源之一也可能是营养缺乏。所以，如果我们不把营养对人体的意义搞清楚，就会在不知不觉中损失惨重。

营养学十分博大，大到放眼地球所有的生物都涉及营养问题，我们经常说地球是生生不息、充满生命力的，其实地球生生不息的本质就是营养循环。

你看一棵大树，春天从土壤中吸收营养长出叶子，秋天叶子落到地上，又变为泥土，叶子的营养再还给土壤，落叶归根嘛。就这样年复一年，循环往复，是不是营养的循环？这是一棵树的营养的自我循环。还有大的营养循环，依托于食物链。食物链是非常复杂的，画个简单的示意图（图15），只是为了说明营养循

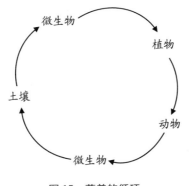

图15　营养的循环

环的道理。

再举个例子，从中央电视台的《动物世界》节目中会看到：在非洲的大草原上，野草从土壤中汲取营养，长得很茂盛很肥美，吸引角马过来吃草，营养就从野草转移给角马；角马一不留神被狮子吃了，营养从角马转移到狮子；狮子因伤病、衰老等原因死去，尸体在土壤中腐烂，又把营养还给土壤，供野草生长。多么完美的营养循环，一点儿都没有损失，所以如果你想理解什么叫可持续发展，看看自然界就知道了。正是因为这种完美的营养循环，才可以保证野草"一岁一枯荣"，保证角马繁衍后代和狮子代代相传。你想想，自然界的一切生物死后都是把营养再还给土地，就像借债一样借了要还。这里，我们撇开文明、殡葬等问题，在此只谈人类对大地的"营养问题"。笔者以为有的人死后不还或还得不到位，本来是从地表土壤借了营养，死后却把自己埋到地下两三米，甚至更深。人类真应该好好考虑考虑把营养从哪里借来的随后再还到哪里的问题，否则未来情况会很严重。你想想，全球几十亿人，这是多么庞大的营养库，也就是说，长此以往，地表土壤要损失很多营养。

说这些是为了让你理解营养有多么重要，有多么博大精深。但营养学的现状并不理想，其发展在理论上和实际应用中已经严重滞后。比如，直到今天，营养学还在对你说吃西红柿有多少好处，你会从中获得多少维生素 C、钙、番茄红素等，对你说吃一个鸡蛋会给你多少蛋白质、多少维生素 B 族等，事实上这些话题都没有多大的意义，因为那些数据立足于今天的西红柿还是 30 年前的西红柿？是立足于今天的鸡蛋还是 30 年前的鸡蛋？你说的是产自北京的西红柿、鸡蛋，还是产自云南丽江的西红柿、鸡蛋？你说的是笼养的鸡，还是自由鸡产的蛋？是不是都不一样？情况已经变了，以旧有的知识讲解已改变的食物，会误导很多人。

今天我们接触的营养学大多没有让自己站到自然的高度去审时度势，没有实现站在无机界和有机界的高度去发展自己，它甚至没有自己的思想和发展方向，跟在医学的后边缓慢地行走。笔者更感受到，营养学受现代医学影响太深，自己迷失了方向，它自贬身价，沦落为一个医院的配餐科。以至于营养学甚至忘了自己是为人服务的，是给身体做全方位支持的。

通过以上对中医、西医（现代医学）、营养学的介绍和分析，我想你对这三大科学已经有了一定的认识。你会发现，中医很棒，有高度，到了"道"的高度，在方向上是正确的，是"道""术"结合的医学。但中医需要完善，因为在中医大发展的时代没有汽车，连自行车也没有，没有化工，没有今天这么严重的污染，也没有可笑的中药种植，所以中医需要与时俱进。另外中医与营养学有很多相通之处，"药食同源"嘛。你看看前面提到的那些高级补品，如人参、虫草、鹿茸、蜂胶等这些高级补品不也是中药吗？而且是中药中的上品。正如前边所讲，中药的不确定性也限制了中医的发展。因此笔者以为中医需要在"术"的层面上进一步完善自己。我这样讲并不否认中医除了有营养学的性质外还有医学的很多内涵。

中医、西医、营养学是相通的，是可以融合的，将开创人类维护自身健康的全新局面。上述三者的融合不是简单的整合，更不是人为的拼接，它是在境界相同的前提下的自然合流。三者在合流的过程中会不断地创新、不断地去伪存真，最终将形成一套全新的理论体系，我叫它"营养医学"。营养医学不是营养加医学，不是简单的相加，是上述三大科学融合发酵后的产物，最终将成为维护人类健康的一套理论。而此书就是笔者介绍营养医学理论体系的第一部书，上苍垂爱，让我成为这一理论的创始人。

我经常想一个问题：为什么《内经》《道德经》这样的书已经被传阅了两三千年甚至更久，但至今还有那么多人在研读？后来我想明白了，它们会永远被人们传阅下去，因为它们讲的是"大道"。自然之"道"是独立运行的，是永恒的，在人类没有出现前，这个地球就已经遵循自然之"道"运行了几十亿年了。《内经》的不朽是因为它讲的是人体的"道"，人体的"道"是自然之"道"的一部分，或者说是自然之"道"在人体的表现。正是因为《内经》讲的是人体的"道"，而人体的"道"是不会变的，所以《内经》对人类维护自身健康永远具有指导意义。

损伤——修复——原料——营养素，我认为未来世界上会有无数的人来研究这九个字。这九个字里蕴含着我们人体的"大道"。现在你看损伤——修复——原料——营养素这条线，是不是人体运作的规律？看看我们所生活的环境，我们的身体不可能不受到伤害。受到伤害没关系，因为我们的身体会修，用什么修？用原料。什么是原料？营养素就是我们的原料。这也是人体运作的规律，也是人体的"道"，是不以人的意志为转移的。

需要明确的是，营养医学不是仅仅研究单纯使用营养素治病的科学，还是研究各种疾病应该怎样通过营养治疗将其逆转的科学。

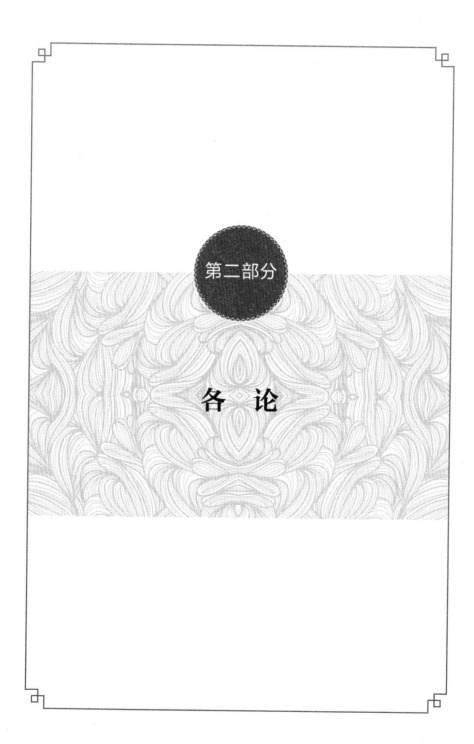

第二部分

各 论

第七章

肝——健康的大总管

　　一提起肝脏，我就为之肃然起敬。肝脏太重要了，以至于有人说拥有一个好的肝脏，就拥有一个彩色的人生，拥有一个不好的肝脏，就拥有一个黑白的人生。我说肝不好就没有人生。它是人体很多必需物质的生产基地，是我们人体的化工厂，负责解毒、垃圾处理，是全身运输系统（循环系统）的维护者，而更重要的是，它还是我们人体物质流和能量流的物流配送中心。你说重要不重要？

　　从"地理"位置上也可以看出肝的重要性。肝在哪里？在我们人体的右侧（图16），大致位置是从胸骨下端（心口窝）向右画一道横线，肝在这条横线和右侧肋缘之间。不是很多人生气发脾气后这个位置都不舒服吗？

　　我们吃进去的食物，要在胃、肠，尤其是小肠、大肠进行消化吸收，从胃、小肠、大肠吸收进来的营养物质，首先要通过一条血管流入肝脏（医学上管这条血管叫门静脉，谁首先给这条静脉血管起名叫门静脉的不重要，这条静脉血管确实是各种物质真

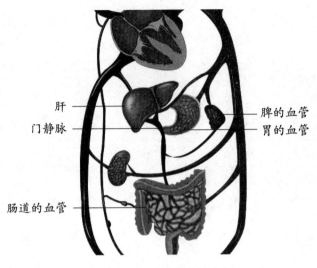

肝
门静脉
脾的血管
胃的血管
肠道的血管

图 16　肝的位置具有战略意义

正进入机体的门户。其实在前面讲的除内环境和外环境之外还有一个过渡环境，就是呼吸道和消化道内的环境，甚至也包括输尿管道内的环境，这几个部位的环境既不同于内环境也不同于外环境，过渡环境对人体的健康非常重要。从肠道吸收进来的各种物质通过门静脉血管进入肝脏，当人得了严重的肝硬化时，血液不能流过肝脏，就会导致大量的血淤积在门静脉里，导致门静脉高压）。也就是说人体从肠道吸收进来的这些营养物质首先要流入肝脏而不是其他地方，即肝脏是营养物质进入体内的第一站。

为什么是这样？为什么要先流入肝，而不是直接流入心脏，再输送到全身？这具有重要的意义，因为人体从肠道中吸收进来的不单单是营养，还有很多杂质。

人体的消化吸收过程是这样的：食物进入胃后，胃通过不断地蠕动，再加上胃液里盐酸、胃蛋白酶等的作用，把食物磨碎成粥样（医学上叫作"食糜"），所以胃的功能就像是磨坊的作用，把食物磨碎。如果你吃饭时，嚼得不充分，就会增加胃的负担，容易闹胃病。这些粥样的胃内容物进入十二指肠，跟从肝脏来的胆汁和从胰腺来的消化液充分混合，开始消化，一边消化一边向下走，进入小肠的其他节段——空肠、回肠，营养物质主要在空肠、回肠吸收。不管我们吃什么食物，都要在肠道内把它们消化成我们人体能够吸收利用的原料，也就是说，吃进来的蛋白质必须消化分解成氨基酸，脂肪分解成甘油和脂肪酸，淀粉分解成葡萄糖，才能被肠道吸收。

蛋白质与氨基酸，脂肪与甘油和脂肪酸，淀粉与葡萄糖的关系就像珍珠项链与珍珠的关系。把珍珠一个一个串起来就成了珍珠项链，同理，把氨基酸一个一个连起来就成了蛋白质，把甘油和脂肪酸组合起来就成了脂肪，把葡萄糖连起来就成了淀粉。也就是说，氨基酸、甘油和脂肪酸、葡萄糖分别是组成蛋白质、脂肪和糖的原料。

从肠道进入血液的除了这些营养素外，还有其他各种各样的有害物质，如食品添加剂、农药、细菌、病毒等很多种类。一方面这些有害物质种类繁多，多到我们甚至无法想象；另一方面，有害物质的量也较大。如果不把这些东西去除，而任其流向全身，后果会很严重，甚至危及生命。肝首先要做的就是去除这些杂质，使营养素真正可以安全地被人体利用。你想想，如果肝的功能不好了，对这些杂质的去除能力下降了，你会不会出现问题？我觉得很多所谓的过敏都有可能是人的肝功能下降引起的。这就很有意思，就像肝和肠道是配合工作的，肠道负责消化食物，吸收营养，而肝脏负责对营养提纯。换句话说，肠道是对营养素进行粗提，所以有很多杂质，而肝脏是对营养素进行提纯和精加工。

肝不仅对营养素提纯，而且还是很多维生素贮存的场所，也就是说肝是维生素的仓库。肝是维生素 A、维生素 K、维生素 B_1、维生素 B_2、维生素 B_6、维生素 B_{12}、泛酸、叶酸含量最多的器官，是维生素 A、维生素 E、维生素 K、维生素 B_{12} 的仓库。所以肝本身的营养就非常丰富。另外，很多维生素要想在全身得到应用，首先要通过肝的进一步加工，把它们变成活性形式后，才能被全身的组织细胞利用。比如烟酸（维生素 PP），要在肝内先转变成辅酶 I 和辅酶 II 后才能被利用；泛酸（维生素 B_5）在肝内转变成辅酶 A；肝将维生素 B_1 转变成它的活性形式，把它焦磷酸化；将胡萝卜素转化成维生素 A，也是在肝内进行的。因为辅酶 A 在人体蛋白质、脂肪、糖等众多代谢中发挥着重要作用，所以单纯辅酶 A 出问题，你身体的代谢就乱了，你就受不了。你对肝有什么认识？它是不是你身体里营养素的管理者？

第一节　肝的蛋白质代谢

单从在人体的"地理"位置上就可以感觉到肝的重要性了，其实肝的重要性更体现在它是我们人体众多物质代谢的场所。说到代谢，就包含两方面的意思，一方面是这些物质是怎样合成的（即合成代谢），另一方面是这些物质发挥作用后是怎样被消耗掉的（即分解代谢）。肝脏利用从肠道吸收进来的原料（氨基酸）合成大量蛋白质。

蛋白质对于我们的身体至关重要，是全身各器官的主要组成成分，它对你来讲，就像砖对房子的意义，砖的质量不好，房子的质量也不会好。砖不够用，房子的质量也不会好。而没有足够的蛋白质，你也会千疮百孔。所以蛋白质是不能缺乏的，蛋白质缺乏后你会出现一系列的状况，从头到脚，都会出问题。你会头发干枯，没光泽、变黄、变白、变细，末端分叉，甚至大量掉头发。你的皮肤会没有光泽，容易松弛，脸上容易长斑长皱纹，容易脸部下垂，容易衰老。你会容易疲劳，精力不够用，爱睡觉，总是困且睡不醒，醒后也不愿意起床，记忆力衰退，还会造成全身器官普遍出现功能衰退，包括性功能减退，性欲下降。

单纯蛋白质缺乏就会引起很多种疾病。一位李姓大姐，原来是银行的一位会计主管，有近二十五年的时间不太吃肉食，主要以素食为主，结果最后全身是病。除了上述的那些症状外，她的胆道系统很成问题，胆囊也切掉了，胆固醇奇高，还对很多东西过敏，不要说肉，连鸡蛋也不能吃，一吃肝区就痛。这是典型的身体处于长期低蛋白状况下造成的后果。严重到一定程度，单纯蛋白质缺乏就可以导致心衰或肝硬化的发生。

蛋白质如此重要，肝脏在蛋白质代谢中发挥了怎样的作用呢？肝脏是人体蛋白质代谢的中心。氨基酸被肠道吸收后，随着血流直接进入肝脏，肝会根据自身和身体的需要合成大量的蛋白质。剩下的氨基酸才被送往全身。

有一种蛋白质你应该不陌生，很多人都听说过甚至是使用过，就是白蛋白。白蛋白就是肝生产的一种很有名的蛋白质。通过了解白蛋白的功能，你就可以感受到肝脏在人体蛋白质代谢中的重要作用。

白蛋白是非常勤快、非常令人尊敬的。它有一个重要功能，医学上称之为维持血浆渗透压，很专业的词，有点儿不好懂。也可以说是维持血液的总容量。之所以你身上总有六七升血，体积不怎么变化，就是因为白蛋白的作用。白蛋白很勤快，它在血管里往前走的时候，不光是自己往前走，还带着它身边的水分子一起往前走，所以有它在，它身边的水都知道要在血管里面沿着血管走。这有点儿像幼儿园，白蛋白像幼儿园老师，它身边的水像幼儿园的小朋友，老师往哪边走，小朋友们就跟着，不乱跑，如果老师不在了，小朋友们就乱了，就会乱跑。当白蛋白少了以后，很多水就会乱跑，不再在血管里流动，而是跑到血管外了。这就造成我们常见的一种病——水肿。这个道理几乎成了常识，不难理解。

正是因为我们的医生也知道很多水肿都是因为白蛋白低造成的，所以当你有比较严重的水肿时，如胸水、腹水或肾炎引起的全身水肿，医生都会给你用白蛋白。理论是对的，但方法是不合适的。因为前面讲过了，我们的肝脏自己就可以生产足够的白蛋白，不到万不得已不需要我们从静脉补充。你就记住，凡是身体自己能够生产的，绝大多数情况下都不应该从外面提供。因为一定是自己生产的比从外面给的好用，而且安全。在这方面，医学犯了很多错误。看人家白蛋白低就给输白蛋白，看人家睡不着觉就给褪黑素，看人家得了自身免疫性疾病就给激素。我们的肝脏可以生产足够的白蛋白呀，不需要从外面提供；我们的大脑细胞可以生产足够的褪黑素，不需要从外面提供；我们的肾上腺可以生产足够的激素，如果真的需要，自己可以生产，不需要从外面提供。如果是相应器官不能生产出足够的东西，正确的方向应该是尽快恢复该器官的生产能力，而不是从外面提供。

以白蛋白为例，如果肝脏不能生产出足够的白蛋白，那我们要尽快恢复肝脏生产白蛋白的能力。怎么恢复才简单有效？就是把充足而均衡的原料供给肝脏。肝脏合成白蛋白的速度非常快，仅需 20—30 分钟，成年人一天可以合成 12—20 克白蛋白，占到全身白蛋白总量的 5%。这还是在一般情况下，如果身体需要，肝脏还可以生产更多的白蛋白。这种方式有很多优势，是静脉注射白蛋白永远也不可能达到的。一方面是安全，自己生产的东西最适合身体自己使用。另一方面费用比注射白蛋白低很多。现在临床上输 10 克白蛋白，需要你支付约 500 元的费用。而肝脏只要提供给它原料（即蛋白质类营养素，既可以是食物来源，也可以是保健食品来源，当然还需要相应的其他营养素与之相匹配），它就可以源源不断地把白蛋白生产出来。什么时候需要就什么时候生产，需要多少就生产多少。

还有一点你更需要清楚，就是单纯静脉补充白蛋白永远不可能达到用营养素的效果。因为静脉注射的白蛋白，身体只能把它当白蛋白使用，不大可能把它变成其他的蛋白质使用。而如果我们直接把原料供给肝脏，我们的肝脏就会根据身体的需要，缺什么蛋白质就生产什么蛋白质。而当体内白蛋白缺乏时，同时会缺乏很多其他蛋白质。只有从肠道经过消化吸收进来的氨基酸作为蛋白质的生产原料，才会使肝脏达到如此自由自主的境界。

白蛋白还有一个重要的功能，就是在体内充当公共汽车。各种物质，不论是对身体有益的还是有害的，进入身体后都不能乱跑，都要去该去的地方。比如钙对我们的身体很好，但它进入身体后也不能乱跑，如果跑到它不该去的地方，也会引进疾病。钙进入身体后自己不知道去哪里好，没关系，白蛋白知道，所以钙刚进入身体，白蛋白就邀请它上车。白蛋白拉着钙在全身走，边走边看哪里需要钙，如果肌肉需要，就给肌肉卸下一些；如果神经需要就给神经卸下一些；如果骨骼需要就给骨骼卸下一些，都卸完了再去拉下一批。我们体内产生的一些物质也由白蛋白来运输，比如胆红素（是红细胞破碎后，释放出来的一种物质）在血液中不能单独走，一单独走，就会四处乱跑，那可不得了，要是跑到大脑里，你会昏迷，有生命危险。胆红素刚产生出来，白蛋白就与它结合，一起在血液里流动，就限制了它四处乱跑，直到把它带到肝脏交给肝细胞去处理。你看白蛋白多让人敬佩。

除了白蛋白具有运输物质的功能外，肝脏还生产很多像白蛋白那样的蛋白质，专门运输在血液内流动的各种物质。包括营养素在内的绝大多数物质，在血液里的流动都是这样的，都是处于被运输的状态。这就有点像公共汽车或是跑专线的车，你想去什么地方，就要坐什么路线的车，而血液中的这些跑运输的车本质上都是蛋白质，基本上都是肝脏生产的。比如，肝生产转铁蛋白来运输摄入身体内的铁；生产铜蓝蛋白来运输摄入身体内的铜；生产白蛋白运输锌和钙，生产载脂蛋白运输脂肪和胆固醇。血液流动的意义就是运输，运输氧和营养素给全身的每一个细胞，将细胞产生的代谢废物（就像垃圾）运送到相应的器官排泄掉，如运到肾脏，随尿排出。血管就像我们的公路系统，这些蛋白质就像跑在公路上的各种运输车辆，有公共汽车，如白蛋白，也有各种专车，如载脂蛋白、转铁蛋白，这些运输工具把身体需要的营养物质、进入身体的有毒物质以及身体产生的各种废物运输到它们应该去的地方。由此可见，肝是人体的物流配送中心，管理着人体内的营养流和物质流。

在日常生活中，我们经常会把某一条很重要的公路说成运输大动脉。其实身体内无处不在的血管系统就像我们的公路系统，而路面的保养维修、路况的维护管理、车辆的生产及维护都由肝脏承担。例如：为了保持血液的容量，肝生产白蛋白；为了防止血管破裂后血液外流，肝生产了凝血系统的重要成员——凝血因子；为了防止血液过分凝固，肝又生产与凝血系统相对抗的纤溶系统的重要成员，如纤溶酶。也就是说，肝一方面生产了血液内的浩浩荡荡的运输大军，另一方面，又要对血液的性状负责，要保持血液最恰当的流动性。另外，在血管的维护过程中，肝还发挥了极其重要的作用，是肝让血管得以畅通无阻。这一点会在下文中详述，这里不再赘述。

正如前边讲的那样，除一类叫 γ-球蛋白的蛋白质外，血浆中的蛋白质几乎都是肝生产的，如白蛋白、凝血因子、纤维蛋白原、多种载脂蛋白、转铁蛋白和部分血浆球蛋白。同时，肝也是清除蛋白质的重要器官，血液中的很多蛋白质，用完后该清除的就要清除掉，否则也会出大乱子，比如血液中的一些激素，如甲状腺素，本质上就是蛋白质，用完后，肝脏就会把它们分解掉。而肝对一些蛋白质的灭活（所谓灭活，就是灭掉蛋白质的活性，并将它代谢掉）不利可能是过敏及其他很多系统功能紊乱的原因之一。

现在素食主义者越来越多了，认为光吃素食有益健康；还有很多人，虽然不是素食主义者，但平时也不愿意吃动物蛋白，甚至连鸡蛋和牛奶也不愿意吃。我不赞同这样的生活习惯，我觉得要适当地吃一些肉、蛋、奶，否则，你很难从食物中获得足够的蛋白质。

一些人担心吃肉多了会长胖，所以不吃肉，这是错误的观念。生活中，不吃肉但很胖的人比比皆是。因为蛋白质不足时，更容易长胖。肥胖的原因将在第二部分第七章的"肥胖与科学减肥"中详加讨论。

很多朋友，包括很多医生，都会告诉你，不要多吃蛋白质。因为吃多了会伤及肝、肾。我觉得你先别考虑过量的问题，还是先考虑蛋白质不足的问题吧。医学教科书上写得清清楚楚，每人每天平均每千克体重需要 1 克的蛋白质，那一个 60 千克体重的人就需要 60 克蛋白质。1 个鸡蛋可以给你提供 7 克左右的蛋白质，就算可以完全吸收，你一天要吃近 9 个鸡蛋才能满足身体的需要。你想想，我们什么时候吃过这么多的鸡蛋？我估计女性坐月子时都吃不了这么多。再给你一些数据请你自己估算一下，你每天的蛋白质摄入量是否足够。如果折合成其他的蛋白质来源，一个 60 千克体重的人需要牛奶约 1700 克（约 3.5 斤）或

牛肉约 350 克（7 两）或羊肉约 300 克（6 两）或瘦猪肉约 250
克（半斤）。事实上，我们每天蛋白的摄入量远远不够。中国人
普遍缺蛋白。没有足够的蛋白，我们的肝功能就不能正常运转，
身体就一定会出问题。

第二节　肝的脂肪代谢

肝是人体内脂肪代谢的场所，食物中的脂肪会在小肠内分
解，以甘油和脂肪酸的形式被吸收。进入人体后，要在肝细胞内
重新合成为甘油三酯，即脂肪，然后以脂蛋白的形式运出肝脏，
运送到皮下贮存。当身体产生脂肪的量在合理范围时，脂肪被运
输到合理的地方，如乳腺、臀部、大腿根部内侧等。但如果脂
肪太多了，没地方放了，就只好能放在哪里就放在哪里，而腹
部皮下的空间广阔而且还可以扩展，结果多余的脂肪都被扔到
了这个地方。

一、肥胖与科学减肥

很多人痛恨脂肪，因为脂肪的堆积破坏了人体的曲线美，搞
得很多人很苦恼也很没有自信，减肥甚至成了一些人的终身大事。
但脂肪具有重要的作用，脂肪是我们人体能量的一种贮存方式，是
人体的能量库。当人体需要用脂肪供应能量时，皮下的脂肪就会

被调动，它从皮下出来，通过脂蛋白，被运输到肝脏，然后在肝内燃烧供能。可见，肝是脂肪代谢的中心。

　　脂肪太多了，堆积到皮下，尤其是腹部，肥胖就发生了。人为什么会肥胖呢？哪里来的那么多脂肪？"吃的多，运动少"，这几乎人人都知道，也确实是这么回事。想想 20 世纪五六十年代，甚至是 70 年代、80 年代也没有多少胖子，为什么呢？看看五六十年代的生活方式就清楚了，有几句顺口溜很形象地形容当时人们的生活面貌：交通基本靠走，通信基本靠吼，看家基本靠狗，取暖基本靠抖。当时的生活条件不好，吃不到什么好东西，而每天运动量都非常大，一方面是体力劳动多，另一方面生活中也需要大量体力消耗。如走亲戚，在不是很远的情况下都是走着去。随着改革开放，人们的生活越来越好，好吃的东西越来越多，同时，随着通信工具、交通工具等越来越普及，生活的舒适度、便利度越来越高，人们的运动量普遍越来越小。运动会消耗大量能量，吃得少些，尤其是热量食物吃得少，可以减少能量的摄入，摄入少，消耗多，人自然不胖，而现在反过来了，吃得多，运动少，自然导致大量能量在体内堆积，这就是肥胖，显然，肥胖是生活方式病。所以要想减肥，首先要回到健康的生活方式。事实上这些内容也不用我说，估计大家都懂，还是说说专业上的内容吧，就是在吃得多的情况下，身体内到底发生了什么？

肝脏是处理从肠道吸收进来的营养物质和非营养物质的主要器官，它的处理能力是有限的，不是来多少就能处理多少。如果长期吃得多，超过肝的处理能力，肝脏得超负荷工作，久而久之就把肝给累坏了（虽然坏了，但这会儿到医院检查并不一定能查出什么异常），它的处理能力随之下降，此时肝的所有代谢都会受到影响。蛋白代谢效率下降，导致从食物中吸收至体内的氨基酸合成人体需要的蛋白质的反应就会减慢，甚至停顿。当合成蛋白质的反应（图 17）减慢或停顿时，就会导致用于合成蛋白质的原料（氨基酸）在体内堆积，而身体是不准原料发生堆积的，一旦身体以为原料过多了，就会把这些堆积的氨基酸转变成脂肪贮存起来。而吸收进来的甘油和脂肪酸又在肝内合成脂肪，吸收进来的糖也可转变成脂肪。所以当肝脏代谢功能不利时，吃进什么都会变成脂肪，人就会很容易胖起来，就应了人们说的那句话，"怎么喝口凉水都长肉？"很多肥胖的人到后来自己都觉得冤：没吃多少呀，怎么吃一点肚子就胀起来了呢？就是这个原因。

氨基酸 A_1 + 氨基酸 A_2 + 氨基酸 A_3 + ⋯氨基酸 A_{12} ⟶ 某蛋白质

图 17　氨基酸一个个连起来合成蛋白质

你看看下面这张图（图 18），吃什么都容易转变成脂肪，能不胖吗？

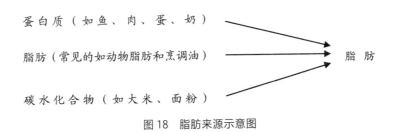

图 18　脂肪来源示意图

　　肝受损后，脂肪燃烧的效率也会大大降低。由于在生成脂肪的过程中消耗掉大量营养，而脂肪调动和燃烧脂肪又会消耗掉大量营养。因此如果你体内营养素不足时，会导致脂肪调动和燃烧的效率进一步降低，这样就形成了胖人胖得快瘦得慢，增肥容易减肥难，好不容易通过节食和运动体重掉了几斤，一不注意，很快又长回来了。可见肝脏受损是助推肥胖的主要机理，也就是说，虽然"吃得多，运动少"是人人都知道的外在原因，但肝的代谢障碍是容易胖和胖后不容易瘦下来的内在发生机制。

　　肝损伤不仅仅发生于吃得多，运动少，很多原因都可以引起肝损伤，如饮酒、熬夜、长期郁闷、精神压力、工作压力、疲劳、一些营养素缺乏等。不管是什么原因引起的肝损伤，只要肝损伤存在，脂肪代谢就会出现问题，造成脂肪的代谢障碍，就容易造成肥胖。大量脂肪积聚在肝细胞内，导致脂肪肝，同时发生脂肪利用障碍。大量脂肪堆积在体内，还导致肥胖和高血脂的发生。如上所述，肝的脂肪代谢障碍绝不会是独立的现象，它是人体蛋白质代谢、糖代谢、脂代谢三大代谢功能紊乱的综合表现。

但为什么蛋白质代谢、糖代谢紊乱跟脂代谢紊乱比较起来，前两者似乎很不明显或状况出现得较晚呢？主要原因是肥胖的人蛋白质是不足的，而蛋白质和糖都溶于水，不易被 B 超等检查出来，不像脂滴那样很容易被看到。

明白了肥胖的发生机理，减肥也就轻而易举了。改变原有不良的生活习惯当然是从根本上解决肥胖问题所必须采取的措施，原来如果吃得多运动少，就必须减少食物摄入的同时多运动。同时，一定要通过营养调理，补充身体急需的那些重要营养素，来纠正以肝为主的全身代谢紊乱，这才是从根本上解决肥胖问题的重要手段。

人们为了减肥用尽办法，最常用的应该是节食。这符合吃得多的病因，但单纯节食不太合理，也不容易坚持。因为饿得受不了，纯靠毅力坚持，往往坚持不了几天。饿得心慌，全身乏力，头晕眼花，面色苍白，掉头发，记忆力减退，什么也不想做，就想躺着。你想想，躺着减肥效果能好吗？应该增加运动，可饿得哪里有劲儿运动呀。节食严重者甚至出现嗜睡、厌食、幻觉等症状。唱《昨日重现》（英文歌名是 *Yesterday Once More*）的那个歌手（卡伦·卡朋特）就是因为减肥而导致厌食，最后器官衰竭而令人遗憾地离开人世。很多人在这个过程中实在受不了了，只好赶快恢复饮食，又回到原来的饮食习惯，甚至报复性地大吃大喝，导致肥胖进一步加重。节食减肥容易失败的原因是一味地少吃或不吃，没能纠正身体以肝为主的全身代谢紊乱问题，没能解决肥胖的内在原因，导致体重下降慢而反弹快。

吃饭的学问很大，可以说是很专业的问题，这里谈谈我的个人看法。现在，我们经常在媒体上看到一些专家教大家怎么吃饭，比如早餐要吃好，中午要吃饱，晚上要吃少。或者早餐要吃得像皇帝，晚餐吃得像乞丐，还有的引用中医说的过午不食，等等。我认为这些都不一定合适，咱们可以一起讨论讨论，我说的也不一定对，但你看看我说的有没有道理。首先说一日三餐不一定合理，一个人每天应该吃多少，不应以餐数来界定，而是应该以他需要消耗多少能量为准。重体力劳动或其他能量消耗大的工作者，一天三餐不够，需要四餐，甚至得五餐；而一般的人能量消耗少，三餐可能就多了；对肥胖的人来说，更不能要求他一天吃几餐，而是应该做到不饿不吃，一天不饿一天不吃，三天不饿三天不吃。有人说，这不会饿坏吗？不会，因为你的身体里有大量多余的能量，需要一点一点通过不饿不吃，消耗掉。过午不食合理吗？古代没有电，没有夜生活，没有电视，不能上网，所以人们睡得很早，所谓日落而息，可能六七点钟就躺下睡觉了，那你过午不食好像还可以，像现在晚上十一二点才睡觉，还过午不食，你觉得合理吗？我估计你都饿得睡不着觉。总之，不建议减肥时刻意少食，而是需要合理地调整饮食，或不饿不吃。

运动减肥也是很多人常用的减肥方法。首先，减肥时需要一定的运动量，不单是减肥时，即使在平时生活中，也应该保持一定的运动量。最合理的方式不是每天刻意拿出多少时间来运动，而应该是让运动成为生活方式，比如能走着或跑着去的就不要开车或坐车去，能站着做的事就不要坐着或躺着做等。其次，要保证体内有充足的营养，因为运动也是需要营养的，只有在营养充足时，你的运动才安全有益。如果营养不足，运动会加速关节的磨损，加速韧带、软组织的老化而带来运动损伤，以糖尿病人为例，一些糖尿病人觉得运动可以降糖，就加大运动量，结果没几年，膝盖反而出了问题。

我们身体的器官分为生命器官和非生命器官。所谓生命器官就是没它你活不了的那些器官，人体有五大生命器官，即大脑、心、肺、肝、肾。剩下的都是非生命器官，最大的非生命器官就是四肢。因为保命要紧，所以身体会不惜一切代价保证生命器官正常运转。当人体营养缺乏时，身体会调用非生命器官的营养素给生命器官使用，从四肢调用营养素时，营养素的流向是从四肢流向中央。当你运动时，你是要强壮四肢，就会强迫营养素流向四肢，你是在跟你的生命器官争夺营养素，你想想这样做有多危险。如上所述，由于缺乏营养，你四肢的一些部位会加速老化，所以很容易受伤。因为四肢老化了，技术动作就做不到位，会变形，会力不从心。你看看足球赛场哪有运动员是一上场就受伤的，一般都是在下半场，因为这时营养跟不上了，疲劳了，就容易受伤。

　　总之市面上有很多减肥方法，如运动减肥、节食减肥、药物减肥、针灸减肥，这些方法即使有效，只要没有从根本上解决肥胖的内在原因，往往容易出现反弹，减肥效果不易持久。而且一些减肥方法会导致人体的营养进一步流失，身体的代谢进一步紊乱，而使身体受到进一步的伤害。既然肥胖是由"吃得多""运动少"和"营养不均衡导致体内代谢紊乱"三大原因造成的，那么最科学的减肥方法当然是"合理调整饮食""多运动"，同时"均衡体内营养"。通过补充人体缺乏的营养素护肝，帮助肝脏脂类代谢和其他代谢恢复正常后，减肥会非常简单快速，且不易反弹。

　　营养调理不仅会帮助身体减肥，还有明显的塑身作用，这可以说是最高境界的减肥。其实哪里长得不合理，我们的身体自己最清楚，最想让不合理的地方合理化。但营养素缺乏时，身体虽然知道应该尽快消除大肚子，因为"裤带长寿命短"，但身体苦于没原料，没工具，也会力不从心。营养补充上去之后，身体会自然而然地改造不合理的地方，使其长得合理。所以用营养素减肥不是单纯的减肥，更有塑身作用，让你该胖的地方胖，该瘦的地方瘦，尽显人体曲线之美，不但不会对身体造成什么伤害，反而会让身体各器官系统在减肥过程中恢复到最理想的状态。

二、逆转高血脂和心脑血管疾病

我经常听别人讲，甚至医生们也这样讲，"不要太胖，太胖会得高血脂，会得糖尿病，会得心脑血管病"。有人甚至说"肥胖是万病之源"。这种说法是不准确的，这些病不是由肥胖引起的，不是胖了就得这些病，这些病和肥胖一样都是由肝代谢紊乱引起的。肝坏了引起肥胖，肝坏了引起高血脂，肝坏了引起糖尿病和心脑血管病。这些病和肥胖不是串联关系，而是并联关系。真正的根源在肝。

（一）冠心病、急性心肌梗死、脑血栓

肝的脂类代谢障碍时，人体就很容易出现两个问题，即脂肪肝和高血脂。从前述肥胖发生的机理，就可以明白脂肪肝和高血脂是同一种病的两种表现，都是肝的脂类代谢不正常造成的。很多人缺乏对脂肪肝和高血脂的足够认识，体检完还笑着对别人说："你看我脂肪肝，你看我高血脂。"其实脂肪肝、高血脂是非常严重的疾病，其严重程度甚至可以与癌一比高下。因为高血脂不仅可以导致全身症状，如全身乏力，容易疲劳，疲劳不容易恢复，记忆力减退，注意力不集中，爱睡觉，全身各个器官功能衰退，包括性功能减退和性欲下降。而且高血脂发生的时候就是你急性心肌梗死和脑血栓开始快速发展的时候。道理很简单，当我们把有很多油的刷锅水倒进下水道时，就会看到油都往下水道的管子上贴，对不对？我们人体的血管也是这样。血脂高，通俗地

讲，就是血里的油多了，就往血管壁上贴，贴得越多，血管腔就变得越窄，血管腔越窄，相应器官中的供血越不足，发生在心脑血管时，就会出现心肌供血不足（即冠心病）和脑供血不足。

血管堵塞的程度和速度决定病症的不同。

当血管堵塞得比较严重，但进展速度缓慢时，使得这种严重的血管堵塞长期保持在一定程度上，此时你基本上没有明显的临床症状，如果去医院检查，可以查出来心肌或脑供血不足。虽然你没有明显的感觉，但这种情况很危险，会造成严重后果。因为这种情况会导致相应器官长期缺血，而长期缺血会导致该器官的细胞长期营养不良和隐性缺氧，最后会逐渐萎缩、消失。如果发生在脑就会造成脑软化，导致记忆力减退，严重的甚至发生老年性痴呆。尽管各国对老年性痴呆、帕金森综合征进行广泛研究，寻找各种可能的发病原因，请相信，最有可能的原因是局部或广泛的脑循环障碍，尤其是脑部微循环的障碍对帕金森综合征的发生可能起到决定性的影响。当然也可能伴有某些营养素的缺乏。当心脏的冠状血管出现较严重的长期慢性缺血时，心脏的心肌细胞就会萎缩、消失，导致心脏收缩无力，造成心衰，这种情况最有可能是导致原因不明的老年性心衰的根本原因。因此应该警惕这种长期慢性缺血的状况，更要及时改善这种状况，否则，随着年龄的增长，这种状况很难纠正，死去的细胞很难再生。

当血管堵塞的进展速度较快，堵塞程度较重，并呈现进行性血管管腔狭窄时（进行性血管管腔狭窄的意思是血管的堵塞不断加重，导致血管管腔越来越细），在这种情况下，临床上往往表现为心绞痛、心肌梗死、进行性头痛或脑血栓。从一条血管的堵塞过程就可以知道心绞痛、急性心肌梗死、脑血栓发病的过程（如图 19）。

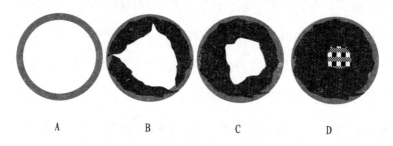

A   B   C   D

A 正常血管　B-C 堵塞逐渐加重　D 在狭窄的血管中央形成血栓

图 19　一条血管逐渐堵塞的过程

通过上图可看出，血管内血栓形成的根本原因不在血液，而在于血管壁上沉积的大量脂类物质导致血管腔越来越细，因而血流越来越慢，血流越慢越容易形成血栓。医院针对心绞痛的治疗方法主要是扩张血管，用阿司匹林降低血液的凝集度，但因为没有从根本上解决管腔狭窄问题，故治疗效果不明显。症状一方面表现为反复发作，另一方面表现为进行性加重，很多病人在治疗心绞痛的过程中心绞痛仍然反复发作，一些患者甚至在治疗心绞痛的过程中发生急性心肌梗死。究其原因，就是因为血管进行性堵塞加重。而医学上对急性心肌梗死和脑血栓治疗的主要手段是溶栓，即把血管内的血栓溶解掉，但形成血栓的根本原因是血管内大量沉积的脂类物质，这些最终没被处理掉，所以才会在临床上出现脑血栓患者和急性心肌梗死患者反复发病的现象。脑血栓病人一般栓塞不过三次，急性心肌梗死患者一般栓塞不过两次，再多，就性命难保了。所以在临床上就会看到一个现象，心脑血管疾病患者一发病，就到医院来，治疗后缓解了就出院了，再发病，再进来。如此进进出出，频率越来越快，最后就在医院住下出不去了。

现在医院里很常用且效果似乎很好的解决血管狭窄问题的方法就是放心脏支架。确实，当把血管内的脏东西打磨掉，放上支架后，血管的血流会明显好转，病人马上就会感觉很好，但这种方法实际上解决不了根本问题。首先我们要明白，人体的循环系统是一个整体，当发现一个器官内的血管出现上述问题时，要知道人体其他部位的血管也不会太轻松。也就是说，人体内任何一条血管出现状况，都表明全身循环系统的管道也不同程度地会存在问题。就是说，如果你心脏的冠脉血管堵了，你大脑的、肝肾的、下肢的等全身各处的血管都不会太轻松，都有病变的隐患。

血管最容易堵的地方就是血管的分叉处（图20）。比如A分叉处堵得不行了，那B、C、D、E、F、G、H、I、J等这些分叉处都不会太轻松，都会有不同程度的阻滞。A处最严重又符合放支架的条件，就放一个支架在 A 处。放上支架后要在半年内复查一下，一检查发现 A 还可以，但 E、F 又堵得严重了，那还得放。再过半年一看，I、J 又堵得不能用了，还得放两个。你想想，我们全身的血管有多少分叉处，要是这样下去何时是个头？再说血管堵塞也不止发生在分叉处，分叉处以外的血管壁也会堵，把整个心脏的血管都拉直，接上，可以绕屋子一周，你说支架往哪里放？

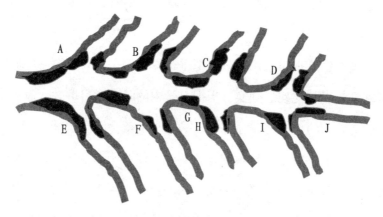

图 20　血管及血管堵塞

所以放支架不能从根本上解决心脑血管疾病问题。一位七十多岁的老阿姨，通过朋友找到我，她患有严重的冠心病。到一家很有名的医院就诊，被放了三个支架。半年后去复查，发现又有一条血管堵了，又放了一个支架。再过半年去复查，发现又一条血管堵了，再放了一个支架。她带着五个支架找到我说："王博士，你快帮我看看吧，这又要到半年了。"她都有心理障碍了。前后花了十几万，但心脏问题没能解决，仍然有症状，上楼、活动都成问题。通过营养素方法治疗，已经两年多了，她的问题没有再发展，且身体和心脏越来越轻松。

为什么心脑血管疾病在医院不能逆转，而营养医学可以简单地将其逆转呢？理解了心脑血管疾病发病的根本原因，这些病也就可以轻松地逆转了。

如前所述，心脑血管疾病发生的主要原因是肝脏的脂类代谢异常，导致高血脂，血中的脂类黏着在血管壁上。因此要明白心脑血管疾病不是心脑血管自身生成的病，而是肝病，是肝的脂类代谢异常的后果。正如家里的下水道隔一段时间就得通一次一样，要不然就堵了，而你的血管也是管道，为什么一用就几十年，也没见谁拿铁丝通通自己的血管，为什么不会堵呢？其实，虽然你没有自己疏通过血管，但有人帮你通，那就是你的肝脏。你的肝脏每天生产出大量通血管的物质，就像扫垃圾的清洁队，将血管壁上的垃圾清除。肝脏生产出的这些通血管的物质中，最著名的也是每个人几乎都知道的，那就是卵磷脂。当肝脏功能好时，每天会生产大量的卵磷脂去清理血管壁上的垃圾——脂类。这个工作在你还没出生时肝脏就已经开始工作了。事实上，即使你的血脂不高，也会有一些脂类的东西贴附在血管内壁上，由于你的肝脏功能很好，可以及时生产出足够庞大的"清洁队"，即使血管壁上有一些"脏"东西，也很快被清除了。这样脂类在贴附和被清除之间就形成了一种平衡。这种平衡如果能够一直保持下去，那你的血管永远不会被堵上，一直会保持畅通无阻的良好状态。但当你的肝出了问题时，情况就变了，这种平衡被打破，卵磷脂等清洁队的产量就会锐减，血脂就会升高。一方面清除血管壁上"脏"东西的能力和速度下降了，另一方面包括胆固醇在内的各种脂类贴附在血管壁上的速度加快了，导致血管内垃圾增多，管腔阻塞，心脑血管疾病发生。即使血脂不高，只要肝脏不能生产出足够的"清洁队"，心脑血管疾病同样也会发生。所以要想彻底治疗冠心病、脑血栓，必须从护肝入手，恢复肝脏的正常代谢，把合成"清洁队"的原料给到肝脏，让肝脏生产更多的"清洁队"，"清洁队"就会把血管壁上的这些脂类清除，并被运送到肝脏清除掉。随着血管壁上沉积的脂类不断地被清除，冠心病和脑血栓就逐渐被逆转了。

心脑血管疾病是人类第一大死敌，如此轻松被逆转，营养医学将对人类的贡献可想而知。一位近七十岁的老人，由她的儿媳带着来找我。她的儿媳人很好，很孝顺，她们看上去都很痛苦，一问才知道，近三个月的时间，全家人没有一个人睡过一个囫囵觉。因为这位老人的心绞痛一直很频繁地发作，而且多发生在夜里，一发病就得马上去医院，把全家都搞得筋疲力尽。全家人都快被拖垮了，已到了崩溃的边缘。最后实在受不了，只好去住院，但即使住在医院，老人的心绞痛仍然经常发作，家人还得陪床，于是家里人又要陪床又要上班，苦不堪言。所以爱惜自己，维护好自己的健康也是责任，这样对他人对自己都有益处。我运用营养医学的知识，为这位老人做了指导，通过护肝并清理她血管内的垃圾，三个多月后，形势已从根本上得到扭转——心绞痛不再发生。原来不能平卧，只能靠着东西睡觉，还不敢脱衣服，现在可以安稳地平躺熟睡；原来需要人陪护，楼都下不了，现在每天可以自己下楼去公园散步；有时买菜回来还可以为大家做顿饭，因为大家上班都很忙，就她老人家有时间。

当血脂变高后，很多人被医生推荐吃降血脂的药物，目前降血脂的药物中有很多药物对肝、肾有明显伤害。如前所述，血脂高是肝出了问题，为了降血脂用药，会进一步伤肝，这是不合理的，也不划算。因为肝脏受到进一步损伤，肝的脂类代谢不但没有丝毫的改善，反而有可能进一步恶化。当停用药物后，血脂可能比用药前更高。这样降血脂没有任何意义。需要理解的是，血脂升高只是肝脏脂类代谢异常的一种表现。

（二）打呼噜

高血脂还能引起你生活中常见的一个问题，就是打呼噜。医学上管它叫"打鼾"。

打呼噜困扰着许多人，全世界因为打呼噜每年不知道要开多少次国际性会议，研究如何对付打呼噜、如何治疗打呼噜。当然，打呼噜不单是由高血脂引起的，其他很多原因也可以引起打呼噜，如较严重的睡眠不足，很多天都没好好地睡一觉了，好不容易可以睡个安稳觉了，这时就容易打呼噜。另外颈椎病、咽喉部的炎症以及睡觉时脖子的位置不合适导致气道不畅都可以引起打呼噜。但最严重的打呼噜是由高血脂引起的。

打呼噜有不同的级别，一些人的呼噜打得"水平不高"，时断时续，也不很响。再向前发展，就发展成级别高一些的，呼噜响起，吵得别人不能入睡，甚至能把隔壁睡觉的人吵醒。级别再高的，就是那些睡觉时出现呼吸障碍的"呼噜人"。这些人在睡觉时本来呼噜打得挺好，结果突然就停了，连呼吸都停了，憋着，有的人能憋十几秒、几十秒后才能呼吸，接着又开始打呼噜；也有的人就一直憋着，到第二天早晨都没醒，结果就永远都醒不了了。这是很严重的问题，医学上把这种睡眠状态称为"睡眠呼吸暂停综合征"。

我的一个朋友就有呼吸暂停问题，但他找到我不是为了解决呼吸暂停问题，而是为了解决肝的问题。在指导他服用营养素一个多月后，有一天聊天时，他无意中跟我说，每天戴着呼吸机睡觉，我才知道他有这个问题。他跟我讲，当时他发现睡觉时会被憋醒，就去看专家，通过仪器跟踪记录他睡眠时的呼吸情况，发现他确实有这个问题，专家的治疗意见就是戴呼吸机睡觉。我看了一下他用的营养素方案，就跟他讲回去把呼吸机摘掉。他半信半疑地说："不行，专家说了我得戴一辈子呢！"我说没事，你回去摘掉就行了，他还是不信，回去后对老婆说："王博士让我把呼吸机摘掉睡觉，晚上你帮我注意点儿，别出事儿。"你想想，摘掉呼吸机睡觉肯定比戴着它睡轻松多了，所以他睡得很好，但那段时间却把他妻子累得够呛，夜间一会儿就得看看他还有气儿没有，几天后就跟他讲，好像没事儿了，连呼噜声都比以前小了。这样他才彻底摘掉呼吸机。

在医院里治疗"睡眠呼吸暂停综合征"除了建议戴呼吸机，另外常用的治疗手段是手术切除鼻咽喉部所谓不正常的组织，其实意义不大，因为打呼噜的根本原因不在那里。前边讲了，高血脂可导致血管的堵塞，讲心脑血管病时我们指的是大血管，其实高血脂最先引起的是小血管堵塞，尤其是微循环的堵塞，导致微循环障碍。大脑的微循环最丰富，高血脂会引起大脑微循环障碍，造成脑缺氧。这种情况下，为了让脑细胞获得更多的氧，大脑给呼吸中枢下指令，让呼吸频率加快，呼吸幅度加大，导致鼻咽部的进气量加大，再严重的，单纯用鼻子吸气都不够用了，只好把嘴也用上，所以你看严重的高血脂病人，不管是醒着还是睡着，都张着嘴呼吸。他醒的时候，你要是跟他靠得近一些，可以听到他的呼吸音，就是大股的气流急速通过他的咽喉部和气管产生的声音。通俗地说，就是"出气呼呼响"。等他躺下睡觉时，这种大气流会冲击相对松弛的咽喉部而引起振动，就开始打呼噜。营养素可以很好地改善大脑微循环，所以呼吸暂停会消失，呼噜会从大变小，从强到弱，最后完全消失。

（三）高血压

心脑血管系统疾病的另一大杀手就是高血压，高血压有原发性高血压和继发性高血压之分，前者是单纯血压升高，跟其他疾病没有明显的因果关系，后者是因为其他疾病引起的血压升高，如肾炎等。

我们只讨论原发性高血压。尽管医学书籍上说它可能跟遗传、高盐饮食、精神压力等有关，但不管怎样，高血压都是因为血管调节通路上出了问题才发生的。尤其是血管的弹性差了，它该收缩时不收缩，该舒张时不舒张，在医学上称之为血管的顺应性下降了。顺应性的意思就是血管随着血流量的大小而自己调整管径，该收缩就收缩，该舒张就舒张，来维持血压的正常。打个比方，一扇门，一个人一个人地通过，门框没什么压力，要是十个人一起通过，门框就会受到很大压力，甚至会被挤破。但如果门框是有弹性的，十个人来了，门框相应地扩张，压力也就缓解了。人体血管就有这种应变能力，但如果这种应变能力减弱了，血压就会升高。所以高血压的根本原因是血管弹性差了，绝大多数高血压患者的发病年龄也支持这一推论。高血压多见于中老年人，而青少年很少发病。这是因为青少年时期，血管的顺应性很好，而中老年人的血管老化，弹性下降，顺应性变差。所以治疗高血压正确的方向应该是改善血管的弹性，使之恢复到正常状态，而不是今天医学的治疗方法。

医院是怎样治疗高血压的呢？医生们使用的是降压药。很多降压药的原理是舒张血管，如图 21 所示。很明显，管径细的一方是平时血管壁状态。这就像我们平时走路，双手下垂，走起来很轻松，但要是让你举着双手走路，一会儿你就累了，很想把双手放下来。同样的道理，血管在降压药的作用下被动扩张，时间一长，血管就累了，就想回到原来状态，如果它真的回到原来状态的话，血压就会再次升高。所以为了让不听话的血管继续保持扩张状态，就只能增加降压药的用量：一开始每天吃半片降压药就行了；时间一长，就要加量到一片；再不行到两片；还不行，就换药力更大的；再不行，就好几种药联合起来使用。目的很简单，就是让血管始终保持扩张状态。血管变得很疲劳、很累，长此下去就会导致血管壁一些成分的状态改变甚至消失。

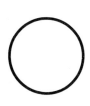
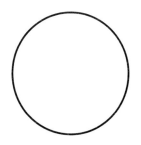

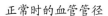

正常时的血管管径　　　　　吃降压药后的血管管径

图 21　口服降压药后的血管改变

　　血管在降压药的作用下，长期被动扩张，导致血管壁内的某些成分，尤其是血管壁内的平滑肌，发生萎缩，致使血管壁变性，使血管壁韧性越来越差，越来越脆，血管很容易破裂出血。所以吃降压药并不能解决高血压的问题，即使每天坚持服用降压药，把血压稳定在正常水平，但由于血管壁的状况越来越差，最后这些人出事可能还是源于高血压。你可以到医院的神经外科去看看，有很多人都是吃着降压药还发生脑出血，原因就在于此。

　　营养医学可以轻松解决高血压的问题。高血压发生的根本原因是血管壁的弹性差了，那就需要重新恢复血管壁的弹性。血管壁的弹性差一定是血管壁在结构上受到损伤或在组成成分上出现一些问题，那就给血管提供改建他们所需的营养就可以了。比如血管改建需要氨基酸和蛋白质，那就要给身体提供蛋白质，营养给对给足后，血管壁就会依赖其自身的修复能力将自己修好，结构好了，顺应性恢复了，高血压也就自然而然地逆转了。

　　用营养素治疗高血压，逆转所需的时间视患者病症的不同而有很大出入，有的人两周就可以，有的人要半年，有的人要一年多，还有的人需要几年时间，这取决于血管壁的损伤程度。损伤轻，所需的修复时间就短；损伤重，所需的修复时间就长。全身血管系统非常庞大，严重受损时，需要大量的营养素来修复，耗时长一些也是可以理解的。

　　用营养素治疗高血压，即使在短期内血压没有明显下降，也具有非常重要而深远的意义。因为随着营养素的不断使用，你的血管壁的抗性就会大大增强，就不容易发生脑出血，可以阻止并进一步缓解高血压眼底病变、肾病等并发症。

原发性高血压的"原发性"这个词有特殊含义，在医学上，凡是前边标着原发性，后边跟着病的名字，意思是这个病是怎么得的不清楚。病因不清楚，因为病因不清，所以在医学上，要想逆转就渺茫了。从医三十年来，让我体会最深的是，医学应该把更多的精力用来研究疾病的发生，就是病因，因为病有来的路就应该有回去的路，让病原路返回是最完美的方案。你要不知道这个病是怎么得的，怎么可能逆转它？

基于我多年来对原发性高血压的观察和认识，我发现引起原发性高血压的原因很多，除了血管弹性下降外，还有诸如情绪因素（如生气、郁闷、暴怒、烦躁和工作压力大等），自主神经（即植物神经，全书同）功能紊乱，更年期综合征，颈椎病及其他一些疾病或因素，如长期失眠、遗传等。总之引起高血压的病因很多，首先需要专业分析具体某个人高血压的病因有哪些（可以是单一的原因也可以是多病因的复合作用造成高血压），然后才能有的放矢地制订适合他的综合治疗方案。而一般来说，针对高血压患者都要采取综合治疗，一方面通过营养调理做老化血管的维护和更新，另一方面通过松解矫正等技术，解除其他引起高血压的病因，则原发性高血压可以被完美救治。

（四）老年痴呆

曾有一篇题目为《老年痴呆：脑海里的橡皮擦》的文章吸引了我。老年性痴呆是阿尔茨海默病的俗称，是一种慢性的大脑退行性病引起的疾病。临床表现为进行性发展的记忆力障碍、分析判断能力衰退、情绪改变、行为失常，甚至意识模糊，患者最后往往死于肺炎或尿路感染。据这篇文章说，全世界患老年痴呆症的人数已超过 1 800 万。我国的患病人数约有 500 万，80 岁以上的老年人，差不多 4 个人中就有 1 个患有此病，是世界上痴呆患者最多的国家。为了引起世界人民对这一病症的重视，国际上还把每年的 9 月 21 日定为"世界老年痴呆日"。而这一病症让美国人也很操心，据这篇文章讲，美国每年投入巨资研究这一病症，其重视程度仅次于艾滋病。按投入的研究经费算，排第一位的是艾滋病，排第二位的不是中风、高血压、糖尿病，而是老年痴呆症。

这么一种严重的病，目前世界上的治疗水平如何呢？说起来很惭愧，据说治疗得不退步就是成功。如果你了解了另一个事实，估计你对逆转这个病就更不抱希望了。那就是 1994 年 11 月 5 日，83 岁的美国前总统里根向美国公众发表了一封亲笔信，告诉人们他患了老年痴呆症。美国被认为是西医最发达的国家之一，连美国都治不好这个病，可见此病多么难治。当年号称"铁娘子"的英国首相撒切尔夫人，在晚年也罹患这种病，直到 2013

年去世也没治好。

其实从营养医学的角度来看，老年痴呆似乎并不是不治之症。"老年痴呆"这几个字就说明，这一类病与人年纪大有关，也就是与大脑的衰老直接相关。当然，人体的各器官、组织、细胞都有生命极限，不会永远地活下去，所以生命才有尽头。人的生老病死是规律，从出生开始就走向衰老直至死亡，这是一个正常的过程，但不正常的是为什么别人没衰老退化，而少数人却得了老年痴呆？这些人的大脑经历了什么？

目前，关于老年痴呆的病因有很多说法：如遗传，父母中有得这个病的，孩子就容易得；基因变异，医学上已经观察到一些患者的基因异常；也有人提出老年痴呆跟肠道疾病有关，因为研究发现患者肠道菌群明显异常。但我个人认为，这些认识都过于片面和单薄。以基因变异为例，为什么到六七十岁才变异，五十岁就不能变异吗？发病年龄不同，临床上观察到的老年痴呆并不是一下子发生的，有一个逐渐发展的过程，这些都不能用基因变异解释，基因变异有可能是结果而不是病因。病有来的路，就有回去的路，任何一种疾病只要今天还没对症方法，都说明我们对它的认识还不够清楚和深刻，还没帮助此病找到回去的路，说明我们需要重新认识它，认识得越深刻越全面越好。

首先看看患老年痴呆的患者大脑发生了什么。医学上观察到，老年痴呆患者的大脑出现了广泛的脑萎缩，大脑皮质变薄，脑沟增宽，显微镜下可见大脑神经细胞明显减少。能出现这种广泛的大脑皮层变薄可不容易。你看，这种变化有没有一点儿像一个人节食减肥的样子？一个人减肥会不会只减肚子，而全身其他部位都不变？这不可能，全身各处的脂肪都会减少，不只是肚子小了，你的手指头也会变细一些，腿也会变细一些，对不对？当然有的地方减得会多一些，而有一些地方减得少一些。依我看，患者的大脑就像长期吃不饱、长期慢性营养缺乏导致的消瘦那样。大脑怎么可能出现长期"吃不饱"的问题？这就是大脑供血出了问题，因长期供血不足导致大脑细胞营养不良而萎缩消失，换句话说，就是把大脑细胞给饿死了。

听起来是不是有点可笑？但我是有依据的。首先，随着年龄的增长，大脑的血管硬化是广泛存在的，因此可以造成长期而广泛的大脑供血不足，所以老年人的脑力衰退会比较明显，再进一步发展，就可能变成老年痴呆。其次，哪些人容易得老年痴呆呢？我们逐一看一下，

1. 长期大量吸烟的人。吸烟可以直接造成广泛的血管硬化。

2. 年龄越大，老年痴呆的发病率越高。80岁以上人群，老年痴呆发病率在20%以上。这种现象解释得通，年龄越大，因脑血管、椎动脉和颈内动脉的病变，越容易出现长期严重的供血不足。

3. 长期饮酒的人。酒精本身会直接造成脑组织损伤，而长期

饮酒所带来的血脂异常，会直接造成大脑血管变细和血流不畅。

4. 情绪抑郁的人。这是一大类人群，不是指暂时的不开心，而是患长期失眠、自主神经功能紊乱、抑郁症、焦虑症，甚至精神分裂症患者。这些病本身就会引起大脑血管痉挛性收缩，甚至引起严重的头痛，所以供血不足是肯定存在的，如果患者还有颈椎病，情况就更严重了。老年痴呆患者女性比男性发病率高的原因可能也是因为女性情绪病的发病率比男性的高得多。

5. 长期喜食油腻食物的人，高血脂的人。跟前边喝酒致病的原理差不多，血管里油多了，必然堵塞血管。

6. 高血压患者。长期患高血压，血管变细，甚至完全堵塞而废掉，会严重影响大脑供血。

7. 糖尿病人。糖尿病的并发症就是血管病，造成广泛的血管炎、血管血栓和广泛的血液循环障碍。

这些情况就能说明，我为什么说这个病是大脑长期供血不足造成的了。那为什么会有遗传现象呢？原因更有可能是生活方式的"遗传"。前边提到的易感人群所得的病，哪个不是生活方式的问题？所以我个人认为，把老年痴呆定义为生活方式病应该更贴切合理一些。而从病因上讲，是各种原因造成的大脑长期供血不足引起的，而供血不足造成的是大脑细胞长期得不到所需的营养，是营养缺乏造成的。

老年痴呆不仅是一种疾病，还给患者带来生活上巨大的问题。它的早期表现就是记忆力减退，记不住事儿，丢三落四。之后，逐渐会出现认知上的障碍，反应变慢，语言障碍等多种多样的表现，如出门回不来了，忘了回家的路和家在哪里，经常被路人捡到或警察叔叔给送回家。把身边的人也忘掉了，伴侣、子女都会被忘掉，不但名字被忘掉，连关系、角色也被忘掉。自己可能出现焦躁、抑郁、亢奋、麻木、睡眠障碍等各种各样的症状，最后可能发展到完全痴傻状态。问题是患者本身并没有多少痛苦的感觉，自己已经不知道痛苦了。但是给照顾他的家人和整个家庭带来无尽的痛苦，他们无法和患者正常交流，他像个不懂事的孩子，但比十个不懂事的孩子更难带得多，把身边的人耗得身心疲惫，甚至患者还没怎么着，家人都累得病倒了。

其实通过前边对发病原因的讨论，你应该已经清楚可以怎样解决掉它了，就是改善大脑供血，改善大脑循环，给脑细胞提供充足的营养。给脑细胞提供充足的营养，当然要通过营养调理，使用专业指导的营养配方。当然，改善大脑供血和循环就不只是营养调理能解决的问题，需要全面分析并找出严重影响大脑供血的病因，如颈椎病、椎动脉硬化或狭窄、颈内动脉斑块和粥样硬化、高血脂、高血压、糖尿病等。治疗这样的基础病，仍需要营养调理，而另一些基础病则需要中医的松解和矫正治疗。

宁夏银川的一位老人，年轻时在司法系统工作，退休后逐渐出现老年痴呆的症状。跟我说话时语速很慢，几乎听不出任何情感，明显想一句说一句，而且中途还有两次较长时间的停顿，因为忘了上一句说了什么了，他要冥思苦想刚才说的内容。通过分析他的身体情况和各种疾病之间的关系，给他开出营养配方，三个多月后，他说话明显改善，听得出很开心，很有精气神儿，语速明显变快，语调自然，抑扬顿挫。

其实人的记忆力减退（爱忘事儿）从很早就开始了，你想想自己是从多大的时候就开始忘事儿的？从那时起，一些脑细胞就已经异常，因病不工作了，甚至死亡了。但并不影响你的日常生活和工作，所以医学上并不认为出现那样的情况就是痴呆，直到发展到医学上可以界定的程度，大脑已经经历了几十年的衰退。医学上并没把年轻时就爱忘事跟老年痴呆联系起来，但我个人认为这是一脉相承的过程，尤其在不良的生活方式和其他基础病的加持下，导致大脑衰退加速进行，最终发展成典型的老年痴呆。

你的每一个新症状的出现都表明你的大脑已经衰老到一定阶段，都表明具有正常功能的脑细胞已经少到一定程度。在大脑老化的每一个阶段，都会残存有大量功能已经丧失正在逐渐走向死亡的脑细胞，只要我们把这些要死还没死的脑细胞救活，重新恢复它们的功能，痴呆症的症状就会逆转。至于逆转到什么程度，能不能完全逆转，取决于残存的脑细胞的数量以及重新恢复功能的脑细胞的数量。如果残存的脑细胞数量不多，即使全部救活也不够用，数量也不够，这种情况下，痴呆症的症状会逐渐有所减轻，整体病情会改善，但不可能完全逆转。如果残存的脑细胞数量较多，被救活的脑细胞数量能够满足大脑的各项功能，那么这时的痴呆症完全可能临床逆转。一般地说，痴呆症的病史越长或症状越严重，残存的脑细胞的数量就越少，所以痴呆症越早治疗，效果会越好，好得会越快。

近几年，"老年痴呆"这个病名用得很少了，多改用"阿尔茨海默病"。据说是一位记者提出老年痴呆这个病名有歧视嫌疑，对患者不尊重，甚至有侮辱性，结果整个医学界服从了，都改用外国人的叫法。个人觉得没必要。首先，改个名字并不能体现对患者的尊重，对患者最好的尊重就是帮他治好病，还他做人的尊严，改个名字对疗效不会有任何改善。其次，即使改了也淘汰不了"老年痴呆"这个病名，倒是费事很多。医生诊断了阿尔茨海默病，无论患者自己、家人，还是其亲戚、朋友，不管谁听了都得问一遍这个病是个什么玩意儿，都得再解释一句"就是老年痴呆"，感觉还是老年痴呆这个病名简单易懂还形象。第三，如果照这样的"见解"改下去，医学就乱套了。单是痴呆就有很多种，如早老性痴呆、老年性痴呆、假性痴呆。按病因分称呼就更多了，如血管性痴呆、外伤性痴呆、感染性痴呆等。都改吗？精神病、神经病的叫法是不是也得改？我感觉也有侮辱性。

第三节　肝的糖代谢

肝是人体糖代谢的中心，在肠道内，食物中的淀粉被消化成葡萄糖吸收。葡萄糖进入人体后，在肝脏和肌肉两个地方合成糖原。糖原是葡萄糖在体内的贮存形式，可以理解成把葡萄糖打包、压缩，就成了糖原。人体内糖原有两种，肌肉内的称为肌糖原，肝内的称为肝糖原。肌糖原是为了给肌肉提供运动所需的能量，而肝糖原的目的只有一个，即维持血糖稳定。

血糖为什么要稳定，既不能太低也不能太高？因为血糖存在的意义主要是给人体供能，尤其是给大脑、红细胞和骨髓供能。血糖一低，你的大脑就不能获得足够的能量供应，就会出现头晕甚至是昏迷。血糖过高，一方面糖会从尿排出，造成浪费；另一方面全身的细胞都处在高渗的环境下，细胞内的很多反应都无法顺利进行，而造成很多病症的发生。所以要将血糖维持在一定范围内。而维持血糖稳定的这一任务主要由谁来承担呢？肝脏。因此肝是糖代谢的中心。

一、逆转低血糖

当血糖偏低时，肝会立即分解肝糖原进入血液，以维持血糖正常。但肝内的糖原有限，才 70 克左右，而仅大脑每天需要消耗的葡萄糖就达 120 克左右，更何况红细胞、心、骨髓等也要消耗相当数量的葡萄糖。

所以，肝糖原在一般情况下也只能供给人体十多个小时的葡萄糖，如果在运动量较大的情况下，半个小时左右就被消耗光了。但我们经常看到过这种情况，马拉松运动员一跑就是两个多小时，也没有因为肝糖原不够导致血糖降低而晕倒。节食的人，一天也不吃一点食物，没有什么糖类进入身体，他也不会低血糖，这是为什么？

这是缘于身体的一种产糖机制——"糖异生"。顾名思义，"糖异生"即糖的产生不是正道来的。所谓"正道"，应该是由糖原分解成葡萄糖。而糖异生是人体利用体内的氨基酸、乳酸、甘油等为原料合成葡萄糖。糖异生的主要场所在肝脏（如图22）。

医生是怎样治疗低血糖的呢？一般通过给病人注射葡萄糖来缓解低血糖的状况。这种做法永远无法改善肝的糖异生能力。因此无法从根本上解决患者低血糖的问题。在医院我们会看到这样

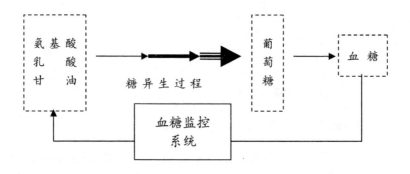

图22　肝脏通过糖异生对血糖调节的过程

的人，因为低血糖昏过去了，马上被送到医院从静脉推一支葡萄糖就好了，再昏过去就再被送到医院推一支葡萄糖，这种情况反复发生。

事实上，低血糖的发生是一件很危险的事，因为患者会突然昏倒，不省人事，就会造成很多意外的伤害，甚至危及生命。有的人站立时突然因低血糖昏迷，摔得头破血流。有的人不光摔得头破血流，因为身边无人，得不到及时抢救，造成窒息死亡。试想一下，如果司机在开车时出现这种状况有多危险。所以低血糖一定要逆转，而且也可以简单逆转。因为我们弄明白了，低血糖的发生一定是患者肝的糖异生能力下降了。比如说，很多人都没吃早饭，但只有你出现低血糖，而不是所有人都出现低血糖，只能说明你自身有问题，而这个问题就在肝脏。所以，可以做一个很有意思的试验：大家都光喝水不吃饭，先出现低血糖的人就是肝最不好的人，依此排位，最后一个出现低血糖的人就是肝最好的人。这样说可能在理论逻辑上并不算太严谨，但可以大致说明，第一个先出问题的人，他的肝的糖异生能力是最差的。

那么如何逆转低血糖呢？正确答案就是护肝，使肝的糖异生能力恢复正常。如前所述，糖异生的原料是氨基酸、乳酸和甘油等，这些物质在身体内随时可以得到，所以原料不可能缺乏。造成糖异生异常的原因只有一个，就是促进这些原料生成葡萄糖所需的酶和辅酶不足，这些酶和辅酶的本质就是蛋白质、维生素和微量元素等。所以向身体提供正确的营养素，让身体合成足够的糖异生所需的酶和辅酶，低血糖也就可以轻松逆转了。

二、逆转糖尿病

血糖出现的另一个常见问题就是血糖升高，导致糖尿病。糖尿病是一个很严重的病，和心脑血管病与癌症并称人类三大死因。为了引起人们对糖尿病的重视，世界卫生组织还设立了世界糖尿病日（11 月 14 日）。在我国大约有一亿左右糖尿病患者，甚至更多，这个病患者多、病程长，而且往往是一家有几代人都得这个病，所以这个病的危害和影响都是非常大的，说它已经威胁到全民族的体质也不为过。

我一直在关注一个很敏感的话题，就是就医难的问题。国家一直致力于解决就医难的问题，但我想首先得搞清楚，就医难到底难在了哪里。个人认为就医难的主要原因不是医院太少、医生太少或医疗体系不完整，而是难在几乎所有的慢性病在医学上都不能逆转，致使慢性病人数急剧上升，导致大量的病人积压和不断重复就医。当然人口数量不断增长也是原因之一。以糖尿病为例，2007 年，相关机构统计公布的糖尿病患者人数是 4 000 万左右，到 2010 年达到 0.9 亿，到 2019 年则达 1.16 亿。你想想，我们得以什么样的速度扩建医院和完善医疗体系才能满足这样的"增长"。你再想想，如果我们能够来一个治好一个，那情况将会完全不一样。

糖尿病的分型，主要分为两大类，一类叫Ⅰ型糖尿病，一类叫Ⅱ型糖尿病。绝大多数糖尿病都属于Ⅱ型糖尿病，Ⅰ型糖尿病患者很少，据统计，Ⅱ型糖尿病占所有糖尿病人群的95%，Ⅰ型糖尿病大约是5%。但是在实际工作中，Ⅱ型糖尿病好像不止95%，要更多一些，这么多年，我就没见过几个Ⅰ型糖尿病。当然还有其他一些疾病或药物也可以引起血糖升高，甚至是继发性糖尿病，如肾上腺瘤，甲亢等。

（一）Ⅰ型糖尿病

Ⅰ型糖尿病的发病机理，是胰岛细胞死掉了。因为接触有毒物质，或是因为得了别的什么病而引起胰岛细胞死亡，比如急性胰腺炎引起广泛的胰岛β细胞坏死，或因胰腺癌把胰腺切掉了。一些病毒感染也可以引起Ⅰ型糖尿病，如感冒后或肠炎后患上Ⅰ型糖尿病，一些患者找不到明显的病因，可能是病毒的隐性感染或其他什么不易被发现的原因。总之，在很短的时间内，胰岛的β细胞死亡，结果导致Ⅰ型糖尿病。

胰岛β细胞负责产生胰岛素，它的死亡导致胰岛素分泌减少或消失。所以Ⅰ型糖尿病发生时，身体里的胰岛素是绝对缺少的，要想够用，只能通过注射胰岛素从体外补充，所以又把Ⅰ型糖尿病叫作"胰岛素依赖型糖尿病"。总得从体外补充，每天打胰岛素，这不就相当于依赖胰岛素啊。相对应的，Ⅱ型糖尿病又叫"胰岛素非依赖型糖尿病"，意思是说体内的胰岛素不缺，不需要从体外注射胰岛素，因为胰岛β细胞都是好的，胰岛功能没有受损，能够生产足够的胰岛素，所以没有必要从体外注射胰岛素。但我们看到更多的现实情况是，很多Ⅱ型糖尿病人也注射胰岛素，你可以想想Ⅱ型糖尿病人打胰岛素是否合理。总之，Ⅰ型糖尿病和Ⅱ型糖尿病在发病机理上是不一样的。Ⅰ型糖尿病是胰岛细胞死亡，没法生产胰岛素，所以胰岛素绝对是缺乏的；Ⅱ型糖尿病是胰岛细胞没死，能够生产足够的胰岛素。

正常情况下，β细胞应该分泌多少胰岛素，是根据当时的血糖数值来的。胰岛内有专业负责时时监控血糖的，随时计算应该分泌多少胰岛素入血，并把计算出的数值以任务单的形式下发给胰岛β细胞，胰岛β细胞按单生产，并分泌到血液里。一天二十四小时，工作从来没停过。时时计算，时时下发任务，胰岛β细胞时时生产并分泌。得了Ⅰ型糖尿病怎么办？从胰岛素依赖型糖尿病这名字你就知道，就是补充胰岛素。但人工注射胰岛素不可能做到像人家胰岛自己生产胰岛素那样一刻不停地干，而且咱也算不明白呀，对不对？既不能精确地知道应该打多少胰岛素，也不能做到一天二十四小时，什么时候需要什么时候打，只能估算一下大致的量，然后一天分几次注射，

所以Ⅰ型糖尿病人，胰岛素不是被打多了就是被打少了，结果病人的血糖不是低了就是高了。打多了就出现低血糖，所以Ⅰ型

糖尿病人非常容易出现低血糖。打少了血糖就高，血糖高到一定程度的时候就容易出现酮症酸中毒，所以Ⅰ型糖尿病人也容易出现酮症酸中毒。酮症酸中毒是一个非常危险的急症，搞不好会要人命。血糖低和血糖高都是非常有害的。血糖低时全身乏力，出虚汗，头晕眼花，极度饥饿，有要虚脱的感觉，严重时会出现昏迷甚至危及生命。血糖高导致酮症酸中毒时，会出现乏力，食欲减退，恶心，呕吐，嗜睡，呼吸深快，呼气有烂苹果味儿，严重时昏迷进而危及生命。

Ⅰ型糖尿病人的血糖总是处在高低动荡之中，所以很容易出现并发症，我遇到的最年轻的一位患者，因为Ⅰ型糖尿病并发症致盲时，她还不到二十岁。Ⅰ型糖尿病的并发症，有眼底出血，玻璃体混浊，白内障，最后可能视网膜脱落致盲，糖尿病眼病是比较多见的，尿毒症也很常见。

目前，Ⅰ型糖尿病还没有治好的办法，如果想治好，需要等到能把胰岛β细胞移植成功的时候，才有可能彻底解决这个病。据我所知这个技术还在研究之中，还不成熟。得了Ⅰ型糖尿病之后怎么办呢？对于Ⅰ型糖尿病人最重要的事就是让血糖稳定下来，怎样才能做到呢？

首先就是你的生活要固定化、程式化。以吃饭为例，应该过那种千年如一日的生活。假如你每天早晨喝一碗小米粥，感觉挺好的，那你就天天早上喝一碗小米粥。不能今天吃点小米粥，明天来碗大米粥，后天吃碗面条，要把它固化。按时按量，甚至放多少小米熬多长时间都要固定。比如每天都是 1 两小米，500毫升水，煮 20 分钟。再比如午饭喜欢吃面食，不但干面的量要固定下来，白面是高筋还是低筋最好都要固定不变。这方面做得越精准越好，只有这样，你的血糖才会越稳定，包括大致什么时候吃饭、吃多少等都要固定。睡觉也是这样，不能昨天 10点，今天工作忙就夜里两点睡，那你的血糖也会不稳定。运动也要固定，比如每天早晨 6 点到公园走两小时，晚饭后到自己家的小区里走半个小时。选择什么运动都没关系，重要的是把运动方式固定下来，要走就总是走，快慢都得差不多，你别明儿一高兴跑上了。因为影响血糖的因素很多，如睡眠、心情、饮食、运动、工作等，总之，就是生活方式的固定，生活方式一旦固定下来，再调整你的胰岛素用量时，就容易调整得比较理想。

其次，营养调理也很重要。如前所述，I 型糖尿病没有治好的可能，为什么还要营养调理呢？一是有利于维持血糖稳定。很多 I 型糖尿病人反映，在专业指导下的营养调理，可以使他们的血糖逐渐稳定下来，进而使高血糖所导致的各种症状减轻甚至消失。人体有一个血糖调节系统，其中肝脏扮演了非常重要的角色，通过营养调理会增强肝脏调控血糖的能力，会对稳定血糖发挥起到很重要的作用。二是提高身体对胰岛素的敏感性。很多 I

型糖尿病人参加营养调理后，所注射胰岛素的用量逐渐减少，虽不能最终完全减掉胰岛素，但这会给患者带来难得的惊喜和安心，更何况长期大量使用不是自己生产的胰岛素也会给身体带来伤害。三是营养调理会大大延缓并发症的发生。因为全身各器官系统不可避免地受到高血糖长期的伤害，会导致并发症的发生，如果在专业指导下补充所需的营养，就可以帮助这些器官做好自我保护和修复，能减轻高血糖带来的伤害，明显减缓并发症的发生。这样，Ⅰ型糖尿病的朋友就可以过上相对正常的生活。如果没有营养调理，得了Ⅰ型糖尿病后，可能十年就会发展到眼底出血、失明，营养调理后，有可能会延迟到三四十年甚至更长时间才发生这种情况。

总之，不要来回变胰岛素的量，不要用胰岛素去改变血糖值。首先固定生活方式，然后固定胰岛素的用量，并使用营养素维护身体的重要器官。

（二）Ⅱ型糖尿病

Ⅱ型糖尿病是一个非常缺德的病，危害极大。以前我在北京某个医院坐诊时碰到过一个病例，情况很典型。这是一位七十多岁的糖尿病老人。"你的孩子们现在什么情况？"我问他。"我有四个儿子，我四个儿子都是糖尿病，大儿子也有五十多岁了。"他回答说。"那你孙子呢？""我的大孙子也是糖尿病。"Ⅱ型糖尿病影响一家三代人，所以危害是非常大的，越往下一代得糖尿病的年龄可能越早。他这一代是六十多岁得病的，儿子这一代，就五十岁或四十岁得病，到他孙子这一代，二十岁，三十岁就有了，那未来到重孙子那一代呢？你想想这个病有多严重，越早得的糖尿病，将来越不好治。

跟老人聊天时，也谈到有没有办法解决糖尿病家族性的问题，我说等你孙子结了婚，在想要孩子半年之前，一定要参加营养调理，不要不调理就贸然要孩子。我说只有这样，在你重孙子这一代，才有可能把病根儿断掉，即使不断掉，也会推迟发病时间。

Ⅱ型糖尿病最典型的症状是三多一少。就是吃得多，喝得多，尿的多，体重减少，几乎每个人都知道。有的人发病后会暴瘦，原来体重90千克，高1.7米，没一个月掉到75千克，很突然，皮肤全部下垂，人脱了相，很吓人，担心得了什么重病，到医院一查是糖尿病。

事实上，典型的具有三多一少症状的人并不多，很多Ⅱ型糖尿病人没有那么典型的症状，甚至什么症状也没有。有的是一年一度的例行体检时，才查出来有糖尿病。有人跟我讲，他是陪着朋友去医院看牙，闲来无事，顺便自己也查一下吧，结果一查坏了，自己也血糖高，还后悔，不如不查了。

前几年我碰到一个典型病例，找我帮她做专业指导，进行营养调理。一个湖南人，在医院里陪床，她妈妈是Ⅱ型糖尿病晚期，人已经不行了，床都起不来，眼盲了，脚也烂了，尿蛋白也出现了，人瘦得一塌糊涂。陪床时，她有几天感觉自己很累没精神，全身一点儿力气也没有，就找医生给自己也看看，结果一查发现自己也得了糖尿病。看着躺在床上奄奄一息、眼盲脚烂腿黑的妈妈，她瞬间就知道自己的结局，你说这有多吓人。

Ⅱ型糖尿病有哪些早期常见的症状呢？可以是三多一少，也可以只是一多或一少，还可以没有典型症状，反而表现为其他不典型症状。如疲劳，而且血糖越高就越疲劳，严重的就像老百姓讲的，跟散了架似的，浑身没劲儿，坐着都累，没事就想躺着，啥也不想干。出汗也是比较常见的症状，很多糖尿病人都出汗，甚至出汗很多。血糖明显高的还可以出现口干口渴，身上爱得毛囊炎，而且不容易好，即使好了也容易长期留有暗色痕迹。让蚊子叮一口后，起的疙瘩很长时间不能完全消退。出现视力问题的人也很多，视力模糊，以前眼睛挺好，但有了糖尿病后，视力越来越差了，看电视的时候，屏幕上的字看不清了，渐渐地，书和报纸也读不了了。皮肤瘙痒，小便有异味儿等情况也经常出现。

血糖值突破多少就是糖尿病呢？医学上的诊断标准是，空腹血糖值在 3.92—6.16mmol/L 之间，被认为血糖正常。如果空腹血糖到了 7.0mmol/L 以上，就是糖尿病。餐后血糖呢，餐后两小时血糖在 11.0mmol/L 以下不是糖尿病，在 11.0mmol/L 以上要考虑糖尿病。餐后两小时血糖在 7.8mmol/L 以下是比较正常。当然了，不同的医院测血糖的方法不同，正常值会有一些出入。所以，以你所去的那个医院提供的参考值为准。餐后两小时血糖在8.0mmol/L 到 11.0mmol/L 之间，或者是空腹血糖在 6.0mmol/L 到7.0mmol/L 之间，医学上管这种情况叫糖耐量异常。一般来说，如果有人查第一次时血糖高，自己都不甘心，一定会多查几遍，因为怕查错。多查几次如果还是高，一般就可以确诊糖尿病了。

即使确诊了，有人仍不愿意接受现实，说"我不是糖尿病，我就是血糖高"。你说血糖高不是糖尿病是什么？这种心态不好。健康有问题是很正常的，没有百分之百健康的人，得病不是什么丢人的事，我们要有直面它的勇气，接受它并积极寻找解决它、战胜它的方法。

医学上对 II 型糖尿病发病机理的主流认识是胰岛素抵抗。因为胰岛素有问题，或因为胰岛素抗体、胰岛素受体有问题，导致糖尿病。这个问题解释起来很麻烦，太专业了，什么是胰岛素受体呢？首先说胰岛素没有直接降糖作用，但你打了胰岛素，血糖就能降下来，是怎么回事呢？是胰岛素去告诉肝细胞、肌肉细胞、脂肪细胞等，其中最主要的是肝细胞，让它们把血里边的葡萄糖收走，分别贮藏起来，以备不时之需，这样血糖就降下来了。问题是胰岛素怎么通知这些细胞呢？一个细胞就像是一个组织非常严密的大机构，里面有很多部门，而且都很忙，都在各司其职。这样的一个机构，是不允许外人随便进的，外边来人了，有什么事情或消息要通知怎么办？有门房，而且还不止一个，东南西北都有。每个门房里都有专门负责接待不同事情的人，有的负责收发信件，有的负责收报纸杂志，有的负责接待国内的人来访，有的负责接待外国人来访。所谓胰岛素受体，就有点儿像门房里的一类接待人员，不是一个，很多，待在细胞表面，专门等着接待胰岛素来访。胰岛素跑来送信，通知这些细胞赶快干活儿，从血液中回收葡萄糖，但胰岛素不能跑到细胞里面乱闯，跟胰岛素受体对接，就算把信送到了。至于这个信怎么往细胞里面送，那是人家受体的事儿，跟胰岛素就没关系了。所谓胰岛素抵抗，就是胰岛素来送信，不知是什么原因，受体不爱搭理它了，所以让那些细胞干活儿的信息总是送不到位，结果那些细胞不干活儿，血糖就总是高着。

上面的解释起来挺费劲，不知道你看懂没，没看懂也没关系。这里给你一个新的视角来重新认识糖尿病，以我对糖尿病的观察和认识，个人认为糖尿病的真正病因不在胰岛和胰岛素，而在于肝脏。

第一，在糖尿病的早期，尤其是潜伏期，患者的胰岛素水平是偏高的，至少在正常水平，说明胰岛的功能是正常的。都被诊断成糖尿病了，胰岛的功能还是正常的，能够分泌正常水平的胰岛素，因此不能把糖尿病归罪于胰岛和胰岛素。到糖尿病的后期，分泌胰岛素的水平下降才是可以理解的。因为糖尿病导致全身的血管发生病变，当然也会影响到胰岛内的血管，进而导致胰岛发生进一步的病变。而糖尿病人不断地注射胰岛素对胰岛功能也是一个很大的伤害。

第二，糖尿病患者至少有三大代谢紊乱，即蛋白质代谢、脂肪代谢和糖代谢都是紊乱的。其实糖尿病可以说是人体最严重的一种代谢性疾病，此时患者体内的各种代谢都是紊乱的。而在三大代谢紊乱中，往往先出现的应该是蛋白质代谢紊乱，其次是脂肪代谢紊乱和糖代谢紊乱，在此基础上进一步出现严重的糖代谢障碍，从而导致糖尿病的发生。肝才是蛋白质、脂肪和糖三大代谢的中心，所以只有肝的功能异常才会导致三大代谢发生这种形式的紊乱，进而导致Ⅱ型糖尿病的产生。

当我们不懂这些时，只会认为糖尿病的原因是血糖升高，所以才会看到在临床上只给糖尿病人吃降糖药或打胰岛素来纠正糖代谢，却置蛋白质代谢紊乱和脂肪代谢紊乱于不顾的现象。所以糖尿病人即使严格遵医嘱，老老实实降糖，最终还是会发生并发症，就是因为只顾降血糖而对其他两大代谢紊乱未采取任何措施。表面上看糖尿病似乎得到了控制，事实上，患者的病情却在不断恶化。

第三，从血糖的调节也可以看出肝功能紊乱在糖尿病中扮演的重要角色（图23）。人体内有完美的血糖调节系统，这个系统的主轴是胰岛、胰岛素和肝。当血糖升高时，胰岛就会感受到并分泌更多的胰岛素，胰岛素作用于执行器官肝（肝细胞）、肌肉

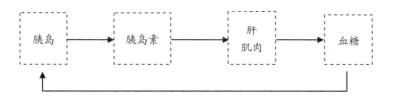

图 23　胰岛素调节血糖的过程

（肌细胞）等，告诉它们赶快回收血液中多余的糖，执行器官一起行动，血糖就降下来了。当执行器官（其中主要是肝）功能紊乱后，即使胰岛素把信送到了，执行器官因自身病了，工作效率会大大降低，导致肝对血糖的回收能力下降，从而血糖升高。为什么是肝而不是肌肉？因为调节血糖的执行器官主要是肝而不是肌肉。血糖升高后，肝会把血液中的葡萄糖吸收，然后打包、贮存在肝细胞内的仓库里，等到血糖降低时，再把葡萄糖从仓库里调出来，放到血里而升糖。所以肝细胞吸收和释放葡萄糖都是为了调节血糖。而肌细胞不是，在胰岛素的作用下，它虽然也吸收葡萄糖，但只是为了在人体运动时提供能量，为了消耗葡萄糖。总之，肝是调节血糖的执行器官。在血糖调节系统里，主要有三大成员，即胰岛、胰岛素和肝，如果前两位都正常，用排除法也知道是肝出了问题。

第四，从病因上也能看出，Ⅱ型糖尿病的发生跟肝有直接关系。哪些人容易得糖尿病呢？世界公认糖尿病是生活方式病，我们检视一下生活中那些让你容易得糖尿病的情况。

1. 平时吃得多，经常暴饮暴食。我国 1978 年开始实施改革开放，据说有人在当时美国的《纽约时报》写了一篇关于中国改革开放的文章，预言中国会产生千千万万个富翁。他同时预言，也会产生大量肥胖、糖尿病、高血压和心脑血管病人。都让他说中了，预言都应验了。随着生活水平的提高，物质极大丰富，改革开放以前人们是有啥吃啥，生活好了以后是想吃啥买啥，而且想吃多少吃多少。结果把肝伤了，因为肝负责处理肠道吸收进来的所有物质，如果这些物质严重超出肝的处理能力，久而久之，就把肝累坏了。

2. 喝酒。有人跟我说："博士，我知道我这个糖尿病是怎么得的，是因为酒喝得太多了，因为我做生意，你不陪着人家喝，拿不到项目啊！结果把自己喝成了糖尿病。"很多糖尿病人都有长期饮酒史，结果把肝伤了，因为酒要在肝内处理，喝酒伤肝。

3. 长期身体透支，熬夜。一位糖尿病人跟我说："我这个病是累的，当时我有一个攻关项目，没白天没黑夜地干，经常一周睡不了二十个小时的觉。困了就趴一会儿，醒了接着干，就这样累的。"熬夜伤肝！

4. 不良情绪。北京的一位糖尿病患者把她得糖尿病的原因归为郁闷、憋屈。她原来在陕西的工厂工作，后来调到北京的工厂，结果北京厂里的人欺生，看不起她，老欺负她。这么多年，她一直特别憋屈，她说，"我这病就是被欺负出来的"。郁闷伤肝，憋屈的情绪使她经常感觉两肋痛，这就是中医讲的肝气郁结。

5. 不运动。随着生活水平提高、生活方式改变和生活节奏加快，每天的运动量越来越少了。没时间，为了抓紧时间，别走着去了，坐车吧。肝脏是能量代谢中心，每天生产大量的能量供我们使用，结果你不运动，能量消耗不出去，就会导致这些能量堆积在肝内而伤肝。中医称这种情况为内热，肝瘀，或湿热内盛，表现为肥胖，怕热，爱出汗，脸和头发爱出油，脸、后枕颈和背部容易长痘，患上毛囊炎。

6. 营养不均衡。长期偏食，不注意均衡营养的现象是非常严重的。对于每个人来讲，营养均衡都应该是个性化的，你可能多注意补充蛋白才能实现你的营养均衡，他可能要多补脂类才能实现他的营养均衡。对于没有这方面专业知识的大众来说，根本做不到均衡营养。长期营养不均衡，首先受害的就是肝。想要肝健康，想要完美发挥它的功能，最需要均衡营养。

因此不论从哪个角度讲，Ⅱ型糖尿病的根源都指向肝。讲到这里，我想你已经知道该怎样治疗糖尿病了。纠正不良的生活习惯和生活方式。所以你的糖尿病能好到什么程度是由你自己说了算的，你的命运是掌握在自己手里的，造成糖尿病的生活方式问题解决得越好，血糖会越理想。同时要营养调理。使用营养纠正肝的三大代谢，使之恢复正常，糖尿病才可以从根本上逆转。要想纠正三大代谢紊乱，只有营养调理才可以做到，而降糖药和打胰岛素都做不到，它们从来就不管这个事儿，只能一味地降血糖。这也是为什么你用药这么多年，却一直不好的原因，因为方向都搞错了。

不是说有些Ⅱ型糖尿病是遗传造成的吗，怎么又成了肝的问题了？其实这种遗传只在表面现象上看是遗传，父母得了，孩子也得了，并非在基因上有多少遗传，而是生活方式的"遗传"，孩子的生活方式也像父母，除非从小不跟父母生活在一起。肝不好也遗传，孕妇肝不好，缺乏相应的营养，会直接造成胎儿肝的发育有问题，生下来肝就不好。

Ⅱ型糖尿病不是终身性疾病，而且从理论上讲，Ⅱ型糖尿病可以百分之百逆转。为什么是在理论上而不是在实际中呢？因为很多糖尿病患者不相信营养素会逆转他们的糖尿病（本部分只讨论Ⅱ型糖尿病），所以不能坚持服用。服用营养素后糖尿病改善的速度因人而异，有的3个月之内就可恢复正常。一位70岁的老太太，使用营养素治疗糖尿病，3个月的时间，血糖从14.24mmol/L降到6.5mmol/L。目前经本人指导，起效最快的是一位60多岁的陈姓阿姨。在我遇到她时，她每天要用42个单位的胰岛素，使用营养素一周的时间，胰岛素的用量从42个单位减到22个单位。当然，也有些人可能要用上一两年、两三年，血糖才开始下降。这主要是因为不同的人，肝脏的受损程度不同，因此修复所需的时间也不一样。

即使血糖不能在短期内恢复至正常水平，用营养素有没有意义呢？同样具有深远的意义。因为营养素可以百分之百防止糖尿病并发症的发生。这一点结合前面讲到的心脑血管疾病治疗部分大家就可以理解了。

所谓糖尿病的并发症，包括糖尿病引起的心脑血管疾病、糖尿病眼底病变、糖尿病肾病和糖尿病足等，实质上是相同疾病在不同部位的表现，就是全身的血管病。糖尿病并发症这个名字告诉我们，糖尿病解决不了就别想解决好并发症。那些单纯想把脚烂的地方治疗好的想法是不对的，即使能暂时治好，只要糖尿病还在，脚还会烂的，而且会越来越重，越来越难治。

营养调理因为是从根本上解决糖尿病，因而可以轻松逆转这些血管病。霍大哥是药品销售商，四十多岁，有十几年很严重的糖尿病史，已经开始出现并发症。他的双下肢一直疼痛，这是糖尿病引起的下肢血管炎。因为有多年的药品销售经历，他很清楚糖尿病和糖尿病并发症的严重后果，所以每天心情很郁闷。你也可以想象得出来，知道自己的病很严重，会危及生命，而又找不到解决的办法，跟每天等死没什么两样，心情怎么能好呢？生活没有希望，使得做一切事情都变成徒劳。经过我们运用营养医学的知识指导他使用营养素后，他双下肢的疼痛在两周之内就消失了。

每当我看到身边越来越多的糖尿病患者在轻松的环境下病情得到有效控制，大部分得到逆转，我越发认为营养医学有其重要的价值。而今天的医学在治疗糖尿病人时，首先进行的操作就是限制饮食，糖尿病人不是因为一次两次吃得多就得了糖尿病，而是因为长期营养不均衡导致患者肝脏的慢性损伤。限制饮食不但不会使这种营养不均衡得到改善，甚至会进一步恶化。换句话说，大多数糖尿病人都是"饿"死的，因为本来需要大量营养素来修复肝和其他地方的损伤，但此时饮食受到限制，导致患者体内的营养素进一步缺乏。限制饮食是不对的，应该以实现他的营养均衡为目标，科学合理地调整饮食。

你知道你是什么时候得的糖尿病吗？你可能会告诉我是 10 年前的一次体检发现的，当时血糖到了 6.5mmol/L。你也可能告诉我是 3 年前，当时总是口渴，总是想喝水，身上还没劲儿，人也瘦得很快，到医院一查，血糖到 18mmol/L 了。事实上，这都不是你得糖尿病的时间。医学上一般认为血糖在 3.9—6.1mmol/L 之间就是正常（指空腹正常值）。也就是说，如果你的血糖在 3.9—6.1mmol/L 之间，那医学就认为你没得糖尿病。这与实际不符。你想想，有谁的血糖是从 4.5mmol/L 一下子就蹦到 7.0mmol/L 的？是不是都需要一个过程？

我们身体的血糖调节系统非常高效，可以把血糖调到近乎一个定值。也就是说，假如你去年测血糖是 4.5mmol/L，如果血糖调节系统没出毛病，今年测血糖还会是 4.5mmol/L，明年测还会是 4.5mmol/L，可以几十年不变，就跟这个 4.5mmol/L 是一个定值一样，其实这是血糖调节系统时时调控的结果。不单是血糖，我们所有的调控系统几乎都可以做到这样高效和精准。再比如血压，很多人每次测都是 120/80mmHg，也是血压调节系统时时调控的结果。把一个变数调控在一个定值上，这是非常了不起的，对系统的要求非常高。你想想看，你做米饭几十年还经常水放多了水放少了，煮鸡蛋煮了几十年也免不了时间长一会儿，短一会儿呢。可我们身体的调控系统，如果不出现问题，就是这么精准高效。了解了调节系统的高效精准，你就清楚了，调节系统不到万不得已是不会放弃这个理想值的。也就是说，调节系统"病"了以后才保不住这个值了。"病"得越重越保不住，离这个值就越远。因此我认为在我们的身体里血糖没有一个所谓的正常区间，血压也同理。

医学上列出了很多指标的正常区间，如血压的高压是 90—120mmHg，低压是 60—90mmHg，血脂的正常参考值是 0.28—2.2mmol/L，胆固醇的是 3—6mmol/L，还有很多。事实上，这些所谓的正常值是不存在的，我们可以引入一个新的概念或名称，叫"理想值"。理想值就是你的调节系统努力保持的那个值，也就是说保持在这个值时，你的健康状况最理想。它几乎是一个固定的数值，而不是一个正常值范围。现在还没有人去用实验得到这个值，其实这个值也容易测，例如到军营去测，那里大多数人的血糖应该在差不多相同的数值上。

　　那么，糖尿病的发生是怎样的一个过程呢？假如血糖的理想值是 4.5mmol/L，在你 20 岁的时候，你的血糖是 4.5mmol/L，25 岁测还是 4.5mmol/L，30 岁测可能就到 4.8mmol/L 了，40 岁测是 5.5mmol/L，50 岁测是 6.0mmol/L，55 岁测就到了 7.2mmol/L。到 55 岁医院才诊断你有糖尿病，可是医学忽略了糖尿病的发生是一个过程。所以理想值的概念非常重要，它告诉我们，就血糖来说，只要离开理想值，数值上升就是走在糖尿病的路上，数值下降就是走在低血糖的路上。它还告诉我们，尽管在你 55 岁才被判定为糖尿病，但你的糖尿病已经有 30 多年的历史了。理想值的概念还告诉我们另外一件事，虽然你 55 岁才表现出糖尿病，你的孩子在三十几岁就可以表现出糖尿病，因为你在 28 岁孕育他的时候你就已经走在了糖尿病的路上，已经影响到他的肝脏的发育和糖的代谢。所以，我认为这种所谓的遗传应该说不是基因上的遗传，而是营养缺乏的遗传。也说明在怀孕前和怀孕过程中正确使用营养素有多么重要。

（三）混合型糖尿病

　　从医 30 多年，一直以来没有看到过有人提出这个概念，所以估计你也会感到比较新奇，还有这样的糖尿病？这是我在实践中认识到的，没有经过什么官方认证，仁者见仁，智者见智。

　　从血糖调节系统看，血糖升高，胰岛素就应该反应性地增多。实际中也确实是这样，你看Ⅱ型糖尿病早期患者，血糖高，同时查血，胰岛素水平也高，这是正常反应，说明胰岛细胞功能正常。随着病情发展，后来胰岛素分泌水平不高了，甚至下降了，说明胰岛细胞已经受损，严重的可以发展到胰岛细胞死亡、减少，导致胰岛素分泌绝对不足，和Ⅰ型糖尿病一样，此时，Ⅱ型糖尿病还在，同时又有了Ⅰ型糖尿病的发病机理。通俗地说，就是一开始是典型的Ⅱ型糖尿病，逐渐发展到Ⅰ型糖尿病和Ⅱ型糖尿病并存，所以个人认为这个阶段可以称为混合型糖尿病。

因为疾病的性质发生改变，对这个阶段的认识有助于制订更合理的治疗方案和诊断最终治疗结果。混合型糖尿病仍需要通过营养调理以解决肝的问题和长期高血糖对各器官系统造成伤害的问题。但已经不太可能单纯通过营养调理使它完全逆转，因为胰岛也因为长期高血糖等诸多因素而严重受损。因而胰岛的问题只能按Ⅰ型糖尿病的治疗方法来解决，就是打胰岛素。也就是说，如果你的糖尿病已经发展到这个阶段，就别想可以完全好了，只能实现部分逆转，但胰岛素不能完全停掉。

第四节　高胆固醇与胆道系统疾病

提到胆固醇，很多朋友很反感它，甚至谈胆固醇色变。因为大家很明白胆固醇的危害性——胆固醇升高会导致血管硬化，出现严重的心脑血管疾病。殊不知，胆固醇对你重要到你根本离不开它。离开胆固醇，你会变得不男不女，因为胆固醇是生产性激素的原料。没胆固醇，不能生产出足够的雄激素，男人就不像男人了。同样，没胆固醇，不能生产出足够的雌激素，女人就不像女人了。没有胆固醇，肾上腺皮质激素（就是我们平时说的激素）也无法生成，因为胆固醇也是合成它的原料。你全身每一个细胞的细胞膜上都有大量胆固醇，没有胆固醇，你的细胞膜的完整性和流动性都会出问题。胆固醇也是合成胆汁酸的原料，胆汁酸是胆汁里的主要成分，胆汁乳化脂肪的功能其实是胆汁中的胆汁酸的作用，是胆汁酸将我们吃进肠道中的脂肪变成极小的脂肪粒，促进脂肪消化。胆固醇有这么重要的功能，为什么大家会讨厌它、害怕它呢？因为胆固醇升高会导致血管硬化，进一步导致心脑血管疾病、高血压的发生。

医生很明白血液中胆固醇升高对人体的危害，所以一看到胆固醇高的患者，就会告诉他们不要吃胆固醇高的食物，如鸡蛋、动物内脏和大多数海产品等，高胆固醇食品全部被封杀。我们一定要懂一个道理，错误的观点和正确的知识点都会被传播出去，但把一个错误的观点传播出去会害人不浅，而把一个正确的知识点传播出去会救人无数。比如，你胆固醇高跟人家鸡蛋有什么关系？鸡蛋在中华民族的种族延续中曾扮演了极其重要的角色，因为中国以前是一个农业国家，畜牧业不发达，绝大多数地方的人以鸡蛋作为蛋白质的主要来源。以前哪个人怀孕要生孩子了，看到的最多的景象就是亲戚朋友拎着一篮子一篮子的鸡蛋送给她吃；生完孩子也要吃鸡蛋增加营养，孩子加辅食也是先从给鸡蛋黄开始。你说鸡蛋是不是承担起了帮助中华民族种族延续的重任？以前吃鸡蛋胆固醇不高，为什么现在吃鸡蛋胆固醇就高了？鸡还是那个鸡，蛋还是那个蛋，你胆固醇高是你自己的事，跟人家鸡蛋有什么关系？

　　其实人体每天所需的胆固醇有 4/5 以上是由肝脏自己合成的，只有近 1/5 的胆固醇从食物中来获取。我分析这是我们身体的一种保护措施。因为胆固醇对于我们太重要了，身体担心不能从食物中获得足够的胆固醇。并且食物中的胆固醇含量越少，肝合成胆固醇的功能就越活跃。从生活中一些人的表现，就可以看出胆固醇高的原因。一些人不吃这不吃那，怕胆固醇高，结果他的胆固醇比谁都高。一些人不爱吃肉、蛋、奶等这些胆固醇高的食物，只吃一些素食，把自己搞得很瘦很瘦，但胆固醇却奇高。我常说这些人最冤，又没吃含胆固醇高的食物，胆固醇怎么就莫名其妙地高了呢？原因很简单，长期蛋白质的缺乏会导致肝脏的功能严重受损。一方面食物中胆固醇含量太少导致肝自身合成胆固醇的能力长期处于旺盛状态；另一方面，由于营养素长期缺乏，尤其是以蛋白质、脂类为主的多种营养素的长期缺乏，导致胆固醇排泄不利，使得大量胆固醇在体内囤积，导致血液中胆固醇升高。

　　体内胆固醇的排泄途径之一，就是溶在胆汁中，通过胆道进入肠道，进而排出体外。胆固醇在胆汁中的溶解度与胆汁中卵磷脂的含量有直接关系。也就是说，胆汁中卵磷脂的含量越高，胆固醇在胆汁中的溶解度就越高，胆固醇排泄得就越多。卵磷脂由肝脏合成，合成卵磷脂需要蛋白质、B族维生素、镁、胆碱、肌醇等多种营养素，当营养素缺乏时，肝功能受损，卵磷脂生成减少，卵磷脂在胆汁中的比例就会减少，这样会造成两个结果：一是胆固醇积存在体内，排泄不出来，造成胆固醇升高。二是胆汁中的胆固醇不稳定，容易从胆汁中析出形成结石。而且卵磷脂在胆汁中的含量降低，也导致胆汁的刺激性增强，使胆道和胆囊很容易受到伤害。所以胆道系统的病变都是肝不好造成的。要想治好胆道系统的病，首先得从护肝入手，通过营养素护肝，让胆汁中各成分的比例合理化，胆道的问题会自然而然地解决。甚至一些结石都会通过这种方式溶解掉。

讲到这里就很有意思了，前面讲的心脑血管疾病和胆道系统疾病原来是一种病，都是肝病。因为肝脏生产的以卵磷脂为代表的"清洁队"少了，导致血管系统出现堵塞，心脑血管疾病发生；还是因为肝脏的卵磷脂合成减少，导致胆结石和胆囊炎等各种胆道系统疾病的发生。在临床上我们会看到大量这样的例子，心脑血管疾病患者的胆道系统往往也不好，而胆道系统有问题的人，他的心脑血管也不会太轻松。似乎最多见的胆道系统有问题的人有三种，长期低蛋白饮食的人（即不爱吃肉、蛋、奶的人），长期大量饮酒的人和肥胖的人。你想想这三种人哪个不是肝脏功能严重受损的？哪个不是心脑血管很早就出问题的？

第五节　痛风能不能逆转

痛风也是一种让人极度痛苦的疾病，而且患痛风的人越来越多。患者往往先出现大脚趾根部关节的疼痛，极痛，不敢着地，长久下去关节会变形，少数患者是身体的其他部位先出现痛风的症状。痛风也会造成肾的损伤，严重的会发展成肾功能衰竭、尿毒症。

很多人都讲，喝啤酒的同时吃海鲜很容易诱发痛风。以至于我遇到过一位从海边来的大哥在给朋友送螃蟹时，在礼品箱的盖子上工工整整写着几个字：不要喝啤酒。在临床上，治疗痛风最重要的手段之一就是不要吃含嘌呤高的食物，如海鲜、肉类，特别是动物的内脏。这些食物真的是罪魁祸首吗？全国每天有那么多人吃海鲜喝啤酒，怎么就你发生痛风呢？如果吃某种东西大家都得病了，那么毫无疑问，这种东西有问题；如果吃某种东西，只有个别人得病，那你的病跟这种东西没多大关系，还是从你自身找原因吧。

即使不是医生，很多人也都知道痛风是因为体内尿酸增多造成的。尿酸与钠结合成尿酸钠，呈结晶状，沉积在骨关节和肾内，造成相应器官的损伤。尿酸是嘌呤代谢的"终极"产物，正是基于此，包括医生在内的人们，才觉得吃含嘌呤多的食物产生的尿酸就会多，就会导致痛风，所以不能吃含嘌呤多的食物。当患者真的不吃含嘌呤多的食物后，体内的尿酸确实可以减少，这样痛风的症状会减轻甚至缓解，但痛风并没有从根本上逆转，这些患者还会出现反复发作的情况。一些患者虽然没有出现明显的疼痛，但可以直接发展成肾功能的严重损害，导致尿毒症的发生。也就是说，虽然你没有出现大脚趾痛反复发作，但你的痛风并没有逆转，而是在不知不觉中，它还在继续发展。

目前看来，痛风发生的原因是体内尿酸过多。为什么有那么多的尿酸积聚在体内排不出去，这些尿酸又是从哪里来的，诸如此类的关键问题被讨论良多。但有几个现象值得我们思考。

第一，在正常的生活状态下，一个人的生活习惯不可能说变就变。你原来爱吃什么，现在也会爱吃什么，你原来常吃什么，现在也会常吃什么，除非条件不允许，你才会不得不变。比如因为健康的原因，医生建议你戒烟，你吸烟吸了几十年，谁劝你戒都戒不了，医生一说，保命要紧，你就不得不戒了。这就是条件不允许。除了这种情况，你的生活习惯一般是不会变的。

那么你几乎每天吃含嘌呤高的食物，已经吃了十几年甚至几十年，为什么今天才发病呢？你想想看，出问题的原因最有可能是那些食物，还是你身体的某个零件或某个系统功能？

第二，为什么喝酒容易引发痛风？酒到底作用在哪里，损伤到哪里了？目前有一点是很清楚的，饮酒时最受伤的是我们的肝脏。

第三，在医学教科书上清楚地写着：肥胖、糖尿病、动脉粥样硬化、冠心病和高血压等常与痛风伴发。这些病都属于代谢性疾病，而痛风也属于代谢性疾病。上述这些病我们已经很清楚了，都跟肝脏的功能不佳有关，都可以称为肝病，而嘌呤代谢的场所正好也是肝脏。所以本人认为引起痛风发生的根本原因最有可能还是肝脏出了问题。是因为长期的不良生活习惯造成肝损伤，导致大量尿酸停留在体内，才引起痛风。当然，我在这里要明确说一下，痛风的发病机理和来龙去脉我也还没有搞清楚，不像糖尿病、高血压等前边讲的那些病那么清楚，我只是根据目前能认识到的程度加以论述，以期能起到抛砖引玉的作用。如果你能在此基础上进一步弄清楚，一方面能纠正我的一些错误认识，在此表示感激；另一方面，你如果能搞清楚痛风的来龙去脉，而有所成就，岂不是全人类的幸事。

第四，我们身体的每一个器官都有强大的功能储备。这就像火车站的出站口，你看火车站的出站口有近十个通道，但平时只开两三个，最多开四五个，有特殊情况，如节假日人流高峰时，才会开上七八个甚至是八九个，十个通道全开的时候极少，这就是储备。我们身体的各个器官都有强大的功能储备。比如我们有大约半个肺就可以凑合着活着，有半个肾也可以活命了，有 1/3 的肝，就可以满足生存的需要，我们的血管有大约 30% 的管径就够了。可见身体的每一项功能都已预留出很大的提升空间。

而肾脏对尿酸的排泄似乎有点违背这一规律，预留的提升空间很小，我们的肾脏排泄尿酸似乎很困难，而过多尿酸在体内停留危害又这么大，身体一定不会做如此不合理的设计。既然如此，除了现有的尿酸排泄方式外，身体会不会开辟另一个途径来排泄体内的尿酸，以防体内的尿酸积存过多呢？尽管在很多医学专业书籍上都明确写着：尿酸是嘌呤代谢的"终极"产物。但阿德勒·戴维斯女士（Adelle Davis），这位美国南加利福尼亚医学院的生物化学硕士，当代著名的营养学专家，曾在她的书中说，如果体内泛酸充足，尿酸就会转变成尿素和氨，随尿轻松排出。虽然在医学典籍上没有这样的陈述，笔者也还没有见到其他人有这方面的报道，但这种说法似乎更合理一些。是不是医学界因为看到尿酸可以从尿排出，就以为只有这条途径而没有再进行进一步的研究？从尿酸的分子结构上看，尿酸转变成尿素和氨也不是什么难事。尿酸如果真如阿德勒·戴维斯所说可以转变成尿素和氨，那么这个反应一定会在肝脏内进行，因为肝是人体尿素生产和氨代谢的场所。所以，尽管还没有搞清楚体内尿酸增多的原因，但无论如何，痛风的发生似乎与肝脏的功能不良有着直接的联系。当然，以上种种，仅是我的推论。

从用营养素治疗痛风的实际效果也显示肝脏的功能与痛风的发生有明显的关系。李大哥是一位大老板，生意涉及面广，做得很好，但痛风一直困扰着他，遍访全国各地的名医治疗，效果总不理想。我见到他时，他很胖，肚子很大，走路时肚子上放个酒瓶估计也掉不下来。脖子上满是脂肪赘肉，脸色青紫，几乎每天都陪客户、朋友喝酒、吃饭。到医院做过检查，有脂肪肝、高血脂、高尿酸，痛风。通过营养素治疗，不到半年的时间各种问题都明显好转，连脖子上的那些脂肪赘肉都明显少了很多，大肚子也在不断变小。如今两年多过去了，痛风再也没有发作过，而且他还经常在吃海鲜时喝啤酒，也没有发作过。可见，痛风并不是什么不能逆转的疾病，正确使用营养素就可以做到。这样的例子还有很多。笔者认为营养素治疗痛风之所以有如此好的疗效，其原理就是营养素帮助肝脏恢复了正常的嘌呤代谢，使得尿酸可以及时排出体外。

需要理解的是，痛风的发作不是因为你哪天吃了高嘌呤的食物，而是因为身体对尿酸的代谢能力下降造成的。而造成这一疾病的根本原因仍然是一些重要营养素的缺乏。在医院，患者被明确告知不要吃含高嘌呤的食物，而高嘌呤的食物往往是我们平时优质蛋白的来源，禁吃这些食物，尤其是肉类，就会导致患者长期低蛋白，同时也会导致其他营养素缺乏，造成患者肝脏功能进一步紊乱，不但痛风不能逆转，还会导致很多其他疾病发生。可见营养素对人们身体而言相当重要。

在写这本书的过程中,有三个名词为了引起我的注意,迫使我思考它们,它们一直在我的大脑里肆意狂奔,还经常互相纠缠,甚至厮打在一起,有时甚至冲进我的梦里,搅得我寝食难安。我想把它们也介绍给你,那就是"功能性疾病""器质性疾病"和"代谢性疾病"。这是医学上很常用的三个词,所谓"功能性疾病",意思就是患者有症状或有功能障碍,但医学的各种检查(尤其是病理检查和影像学检查,如 X 光检查、CT 检查等)却发现不了明显的病理性改变,比如自主神经功能紊乱导致的长期慢性腹泻。"器质性疾病"就是可以检查到患者的组织器官有明显的病理性改变,原有的结构被破坏,如脂肪肝、肝癌。

这样的称呼之所以一直困扰着我,是因为我企图将它们的关系搞清楚一些,这样可能会让我们对疾病的认识和治疗形成新的思路。正如本书序中所写的那样,我更希望这本书成为公平地、客观地交流、讨论甚至是争论的平台。因为科学是在思辨中不断除旧迎新的,是在思辨中不断前进和发展的。所以我把对这三者的思考全盘向你展示,也衷心地欢迎你参与到讨论中来。

尽管功能性疾病更多地被用于指神经系统的一些病症,但笔者认为器质性疾病往往都不可避免地首先要经历细胞在分子水平上功能紊乱的过程。也就是说,一种疾病的发生多数是先从细胞内一个或几个生化反应异常开始。但因为细胞内的生化反应都是系列反应，一个生化反应异常或几个生化反应异常如果没有得到及时纠正，会逐渐影响到一系列反应或几个系列反应，导致这一系列反应或几个系列反应越来越乱，最终表现为细胞的某项功能异常而发生器质性病变。比如脂肪肝，是脂肪在肝细胞内囤积造成的，造成脂肪在肝细胞内积聚的原因很多，假设有脂肪生产过多，脂肪运输异常，脂肪利用障碍等。我们可以把脂肪生产、脂肪运输和脂肪在肝细胞内燃烧利用看作是三个系列反应。假如脂肪在肝细胞内燃烧这个系列反应异常了，脂肪的利用少了，但如果其他两个系列功能正常，也不容易出现脂肪肝，而当另外两个系列也出现功能障碍后，才会出现在临床上检查到的器质性病变——脂肪肝。也就是说，在器质性病变出现之前，先会出现代谢层面上的异常。这就有点像我们前面讨论亚健康的概念，器质性病变应该说是一种病变的较晚期阶段，而功能性异常，一些细胞代谢反应的异常是一种病变的较早期阶段。这就有点像百川汇入长江，其中一条河的水少一些，你不会感觉到长江水少了，但当很多河流都缺水了，你一眼就会看出长江水少了。你再看病理学怎么讲，病理学一开始就讲变性，这是绝大多数疾病的最基本器质性改变——一些东西多了少了，没了有了的问题。如脂肪变性，原来细胞内没脂肪，现在有了。而变性几乎都是细胞的某些代谢异常造成的。理解了这一点，我们就清楚了：人体绝大多数疾病都属于代谢性疾病。

第六节　一些疾病的命名误导了我们

医学上对于各种疾病的命名，有的是根据病因命名的，有的是根据症状命名的。一般来讲，根据病因命名的比较好治，因为病因清楚呀，知道这种病是怎么得的，就好办多了。比如缺铁性贫血，听了这个名字，我估计你都知道怎么治了，补铁呗，就是铁缺乏引起的贫血，把铁补上贫血也就逆转了。病因不清楚的，只好用症状命名，如高血压、糖尿病、冠心病等，一看就知道病因没搞清楚，病都不知道是怎么来的，自然也就不知道怎么让它回去了。

用症状来命名是不合理的，会误导我们。症状就是症状，它不是一种病，比如发烧，它是一种症状，不是一种病，所以没人把它当作一种病来治疗。头痛也是一种症状，不是一种病，只有找到引起头痛的原因，治疗起来才会有的放矢，效果才会好。如果暂时找不到确切的病因，你看医生们怎么写——发烧原因待查、头痛原因待查。这样的诊断和描述都很得体、到位。既然发烧、头痛不是一种病，那么为什么把发生了糖尿的病称作糖尿病呢？这个名字本身就掩盖了这种病的根本原因。再比如冠心病，全名叫冠状动脉粥样硬化性心脏病，我们还以为它就是心脏自己得的病呢，误导！

通过前面我们所讲的冠心病，你就理解了，冠心病其实是肝病，是肝的脂类代谢异常引起的心脏血管病变，所以我觉得把冠心病改称为"冠状动脉粥样硬化性肝病"更合理，既说清了发病部位，又指明了造成这种疾病的根源，也指明了治疗方向。同样的道理，把Ⅱ型糖尿病叫作"高血糖性肝病"更形象贴切。很多病都需要改名，我提议学术界应该进行深入的探讨。这仅是我个人的意见，给你提供这样一个思路。

第七节　疾病是吃出来的

当你理解了人体绝大多数疾病都是代谢性疾病，那么"疾病是吃出来的"这句话就不难理解了。

$$A+B \rightarrow C, \ C+D \rightarrow E, \ E+F \rightarrow G, \ G+H \rightarrow I, \ \cdots\cdots, \ X+Y \rightarrow Z$$

图24　细胞内的反应是一环扣一环连续进行的

所谓代谢就是细胞内一系列的反应。如图24，不论细胞内每秒钟要发生多少次代谢，细胞内的代谢都是有始有终的。以合成代谢为例，合成代谢的起点就是从利用营养素开始，合成代谢的终点就是生产出能够履行该细胞功能的物质，大多数都是蛋白质。比如胰岛β细胞生产胰岛素（图25），原料肯定是氨基酸，但为了生产出胰岛素，β细胞要做充分的准备，要把用来生产胰岛素的原料氨基酸备齐。光有原料还不行，每一步反应都需要酶，所以还要以人体吸收进来的氨基酸为原料生产所需的各种酶。还需要辅酶，辅酶基本上都是你吃进来的维生素和矿物质。其中很多反应都需要能量，β细胞为了准备这些能量，就要利用你吃进来的葡萄糖和脂肪来生产。为了保证β细胞能够顺利生产出所需的胰岛素，β细胞不仅要把自身的结构组织好，还要把所需的各种反应环境也维护好，而这些工作都要依靠你吃进来的氨基酸、脂类、糖类、纤维素、矿物质和水。所以，只有你吃进来的营养素的种类、比例和量适当时，细胞内所有的反应才能正常进行，否则，代谢性疾病就发生了。

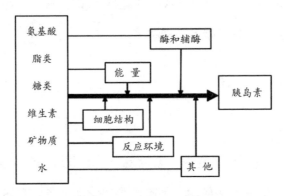

图 25 胰岛 β 细胞生产胰岛素的示意图

既然各种代谢性疾病的发病机理几乎都是因为吃进来的营养素不合理、不均衡，那么只要把缺的营养素再吃进来，把不均衡的营养素吃均衡了，代谢性疾病自然而然也就逆转了。

对肝的上述论述可能让我们得出一个结论：脑血栓、冠心病、高血压、糖尿病、痛风等疾病，尽管在医院分属不同的科室，但多数情况下，它们都与肝脏有问题有直接关系，都是肝脏在营养素缺乏后，在代谢层面上出现的疾病。

如前所述，代谢性疾病通过营养素就可以逆转，感染性疾病跟人体的免疫力有关，而免疫力的强弱也跟人体的营养状况和代谢直接有关（见下一段），感染性疾病本身也可以引起代谢障碍，所以也需要营养素。后边会讲到，精神心理疾病和营养缺乏有直接关系，精神心理问题会导致大量营养素流失，导致大量营养素缺乏。反过来，营养素缺乏也会直接导致精神心理问题。外伤更需要原料来修复，所以人体的任何疾病都需要营养素，而肝又是人体大多数物质代谢的中心，所以人体的大多数疾病都跟肝有直接关系。可见肝是人体的第一器官，而维护我们健康的第一要诀就是用营养素护肝。

此外，肝几乎与全身各系统的健康状态都有关系。肝有灭活激素的功能，身体很多激素如性激素、甲状腺激素等的灭活都在肝进行。当肝的激素灭活能力不足时，就会导致患者出现内分泌系统功能紊乱，如表现在生殖系统，女性可能会出现月经紊乱，经期缩短或延长，经血增多或减少，排卵异常等，造成女性不孕；也可能会造成男性不育。肝脏的解毒功能对全身器官都很重要，当肝功能正常时，人就不容易出现过敏〔见第二部分第十三章《人体会过敏吗（皮肤过敏、支气管哮喘、过敏性鼻炎）》〕，肝解毒功能不良时，一方面会对肝造成很大伤害，另一方面，大量毒素会流向全身而对全身器官造成损害，其中对毒素最敏感的可能要数骨髓的造血系统了（见第二部分第十章《血液病能用营养素逆转吗》）。当肝的代谢异常时，一方面免疫系统生产免疫细胞、免疫分子的原料不足；另一方面，毒素也会影响淋巴造血系统，使身体的免疫力下降。所以肝功能好坏也与我们的免疫力直接有关。总之，人体各种疾病很少与肝无关。

目前，对肝病的认识还极其肤浅，即使是绝大多数医生也是以肝功能和 B 超等化验结果为依据，认为肝功能正常，B 超未发现异常，肝就没什么问题。如果肝炎病毒检测也没发现问题，那就可以说是百分之百的健康了。如果持这样的认识，表明你对医学还没入门。就像你去逛北京故宫，一直在高墙外转，连大门都还没找到。医学和人体都需要更深邃的思辨和体悟，只能说到这里了，言犹未尽。

第八章

提高机体免疫力，应对病毒感染性疾病
（感冒、肝炎等）

病毒性肝炎是除肝脏代谢性疾病之外最常见的一种肝脏疾病，危害极大。此章只讨论病毒性肝炎，所以以下简称"肝炎"。以乙肝为例，因为它具有传染性，经常见到肝炎在家庭成员内蔓延，很多患者在青壮年时就已丧失劳动能力，对家庭的打击很大。

肝炎有很多种，甲肝、乙肝、丙肝……是按肝炎病毒类型的不同而分类的。也就是说，病毒性肝炎是由肝炎病毒引起。

当年我在医科大学快毕业时，有一天，一个人指责我说："你们医生真笨，连个感冒也治不好。"我听后就给他讲了一个道理，我问他："你说是子弹好拦截还是导弹好拦截？"答案很明确，当然是导弹好拦截。为什么呢？因为导弹复杂，不仅有制导系统、动力系统，还可以计算出它的运行轨迹，随便干扰或攻击导弹某个系统中的某个环节，都会让导弹偏离轨道或失去效力。而子弹就不同了，子弹结构太简单，打出去后飞行中的只有一个弹头，除了空气阻力，没有什么可以干扰到它的飞行，所以根本无法拦截。细菌和病毒的区别就在于此。为什么细菌性疾病容易治疗而病毒性疾病不容易治疗呢？就是因为细菌很复杂，细菌有很厚的壁，有自己的细胞膜、细胞质和核区（即染色质区域）（图26），细胞质内有各种各样的反应单元。

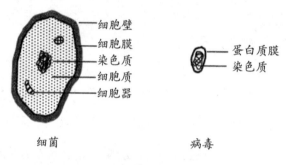

细菌　　　　　　　　　　病毒

图26　细菌和病毒的结构比较

所以药物可以找到细菌的攻击点，例如细菌的细胞壁，只要用药物干扰细菌的细胞壁合成，细菌就活不成了。这就是我们熟悉的青霉素和阿莫西林等抗生素的作用原理。而病毒结构太简单了，就是几条 DNA 或 RNA，有的病毒外面由一层蛋白质外壳包裹，在体外没有任何反应，所以找不到攻击点。当病毒进入细胞内，它利用我们人体细胞内的各种物质，包括各种营养素、各种酶、各种结构来生产自己，然后融入我们的细胞，成为我们细胞结构的一部分，所以药物无法攻击。因为攻击它就是在攻击我们自己，所以尽管今天在临床上有一些抗病毒的药物，但疗效都比较差，而且对身体本身的伤害还很大，尤其是对肝脏的伤害极大。

　　基于病毒的上述特征，利用药物抗病毒就显得有些力不从心。那么怎样才能逆转病毒感染，将病毒从我们的身体里清除出去呢？只有一条路最合理、最有效，那就是提高机体的免疫力，让机体的免疫系统将病毒清除掉，而免疫系统正好擅长清除病毒，对细菌感染多数情况下反而力不从心。

　　正是基于提高机体免疫力抗病毒的目的，我们才看到，一些人为了防止感冒而使用丙种球蛋白。其实这是不合理的做法。在今天的临床治疗中也有很多不合理的做法，其中很典型的例子之一就是往身体里输入身体本来可以自己生产的物质。在治疗上应当遵循一个原则，就是身体自己能生产的，绝不从外面给予。比如丙种球蛋白，我们的免疫系统是可以自己生产的，而且生产的速度极快，生产能力也几乎是无限的，那就应该促进身体自己生产。白蛋白也是这样，临床上经常使用白蛋白，其实很多没有必要，而且也不合理。一方面是因为我们的肝脏自己每天会生产足够量的白蛋白，如果白蛋白不足了，应该促进肝脏生产白蛋白的能力，而不是从外面给予。另一方面，从体外给予白蛋白只能起到暂时的作用，并不能从根本上扭转体内缺乏白蛋白的状况，因为这样做并没有恢复肝脏自己生产白蛋白的能力。这就像一个贫穷的人，你总给他钱是解决不了他穷的问题的，只有提升他致富的能力才能从根本上解决他的贫穷问题。激素的使用也是同样道理。如果某种病是因为激素不足而引起的，那应该恢复和提高身体相应器官（如肾上腺、性腺等）生产激素的能力，而不是从外部给予，更何况很多病不是因为激素不足造成的，提供过多激素就更没道理了，也不会从根本上逆转这些疾病。

要提高机体免疫力，有两种方法。一种可以称为"吸毒式方法"。这就像去打仗，要打赢这场仗，假设需要 1 000 个士兵，可你只有 10 个，那就给他们"吸毒"，让他们振作起来，提高他们的战斗力，使他们以一当百，这样就可以达到 1 000 个士兵的战斗力了，如干扰素、胸腺肽等就发挥着类似的作用。但这种做法比较冒险，死 1 个士兵就相当于死了 100 个，战斗力会迅速下降，往往打不赢。另一种方法就是给予原料。你不是需要 1 000 个士兵吗，给你可以生产 1 万个士兵的原料，迅速生产出所需要的士兵，而且因为原料充足每个士兵的战斗力都大大提升。这样再去打仗就放心了，胜算极高。给原料就是给营养素，这样会大大提升免疫力，让免疫系统达到快速反应，且战斗力极强。这就是很多人反映说使用营养素后很少感冒了的原因。感冒病毒进入体内即被清除，哪里还有机会得感冒，而经常患感冒正是机体免疫力弱的表现。治疗肝炎也是同样的道理，通过使用营养素提高机体免疫力才是合理的治疗途径。

使用营养素不单是为免疫系统提供原料，让免疫系统生产出足够的免疫细胞和免疫分子，营养素还具有极好的修复肝损伤的作用。长期的肝炎使肝细胞严重受损，大量肝细胞死亡，还活着的肝细胞的生存环境也遭到严重破坏，肝脏的各种功能大大减弱。而肝功能的减弱，如肝的解毒功能受损，也会导致人体的免疫力下降。营养素可以修复肝脏的损伤，救活那些快要死掉的肝细胞，改善肝细胞的生存环境，恢复肝细胞的各种功能，这会进一步增强患者的体质，提高其免疫力。

如何用营养素治疗肝炎也是一个有待进一步研究的课题。目前，就我个人观察，通过营养素治疗肝炎，效果很不稳定。有的人很有效，病毒被清除掉，而有的病人病毒未被清除掉，甚至复制都未得到抑制。还有的人病毒被清除了，但过一段时间复查又显示阳性了。因为不是每个肝炎患者使用营养素后都会在很短时间内逆转肝炎。这与患者感染肝炎病毒的年龄、是否是易感体质、自身免疫系统的状态和肝炎病毒的类型、肝受损程度等有关系，也与营养素的使用方案有关系，并不是营养调理本身有什么问题。使用营养素后，即使肝炎在短期内没有逆转，也可以防止肝炎进一步发展成肝硬化或肝癌，这对于肝炎患者来说，也是天大的福音，因为他们就担心有一天肝炎会发展成肝癌或肝硬化。

从前边对肝炎的论述你可以感觉到理论很完美，但需要进一步研究更细节的问题，如怎样改进营养方案，以使机体的免疫力提到理想状态，还有就是寻找其他辅助方法以提高营养素在体内的利用率，以使免疫力达到理想状态。将营养治疗与其他现有方法的有机结合是目前较理想的选择。当然，随着营养医学的发展，营养治疗肝炎应该会取得理想的效果。值得一提的是，感染肝炎病毒的年龄也是影响治疗效果的重要原因，有时是决定性因素，感染年龄越小，免疫系统对病毒的排斥能力越差，因为免疫系统从小就见到病毒，以至于以为病毒就是自己身体的一部分，没必要清除。以我今天的知识水平看，这样的肝炎很难逆转，还是通过营养治疗，防止肝炎发展成肝硬化或肝癌更实际一些。

第九章

慢性炎症与癌的关系

第一节　想得癌其实不容易

现在得癌的病人太多了，得各种各样的癌，而且患者年龄也越来越小。我亲身经历，四五年的时间，身边就有六七个人因癌症倒下了。这很吓人，就好比我和其他几个人站在一起，一会儿倒下一个，一会儿又倒下一个，你说吓人不吓人？我经常想，轮也该轮到我了。

当我把人体的一些问题想清楚后，我发现得癌也不是那么容易的，不是你想得就能得的。要得癌，你得先有"资格"，就像开车要先考驾照一样，得癌的资格就是你的身体里要先有慢性炎症或其他慢性损伤（慢性炎症也是慢性损伤的一种，慢性损伤还包括许多其他的形式，如慢性的毒性物质接触、长期精神压力、长期服药等）。比如慢性胃炎可发展成胃癌，慢性肝炎可发展成肝癌，慢性结肠炎可发展成结肠癌，慢性宫颈炎可发展成宫颈癌。那乳腺癌之前也没有见谁先得了慢性乳腺炎呀？这与其他的慢性损伤有关，例如长期情绪抑郁，可对乳腺造成持续慢性损伤，长期内分泌功能紊乱也是常见原因。由于环境污染，每天会有大量雌性激素和类雌激素物质通过食物、水、日用品和空气进入我们的身体，这些物质对生殖系统的各器官和乳腺产生巨大压力，刺激它们增生。尤其是肝脏功能不佳时，外来激素对上述器官的威胁会更大，成为造成乳腺癌、卵巢癌、子宫内膜癌发生的重要原因之一，而且概率越来越高。所以身体得癌症的危险来自慢性炎症和各种各样的慢性损伤。明白了这一点，防癌就很容易做到了，那就是逆转慢性炎症，消除慢性损伤。

在医院里最难治的疾病之一就是慢性炎症。很多人的慢性胃炎一治就是几十年也治不好，直到转成胃癌，也就没工夫治慢性胃炎了。其实只要治疗方向正确，慢性炎症很容易治疗。如前所述，机体的修复能力极其强大，可以说无所不能，可得了慢性胃炎的胃被修复几十年也修不好，显然是原料不足的缘故。所以当我们把原料即营养素给足后，慢性胃炎可以在两周内消失临床症状，当然胃黏膜全部修好可能需要三个月到半年时间。事实上，治疗慢性炎症可谓是营养治疗的拿手活儿，尤其是慢性胃炎、慢性支气管炎、慢性结肠炎、慢性盆腔炎、慢性宫颈炎等。而慢性炎症以外的慢性损伤很多都源于不良嗜好，如吸烟、喝酒、晚睡、吃垃圾食品等。

我经常为癌症做辩护，自封为癌症的"辩护律师"。我觉得癌也不容易，不是它想长在你身上，而是你偏要人家长在你身上。

我们不妨以半专业半通俗的方式来审视一下癌的发生，以使我们对癌有一个更深刻的认识。从某种意义上讲，癌的发生缘于适应。其实我们人类发展到今天，你身上的每一部分为什么长成这样而不是那样，为什么是这样的结构而不是那样的结构，都源于适应。比如你身体表面的皮肤，之所以长成这样，就是因为身体表面的皮肤需要有很强的抗性和韧性，要经得起拉、拽、蹬、踹，所以皮肤才要长成这样（图27）。皮肤由很多层细胞构成，这些细胞之间连接很紧密，最上层是干燥死去的细胞（即角质层），很坚韧，所以皮肤很耐磨，而下层的细胞会不断转变成这层干燥死去的细胞，使皮肤持续保持这种耐磨特性。你说皮肤长成这样是不是为了适应？

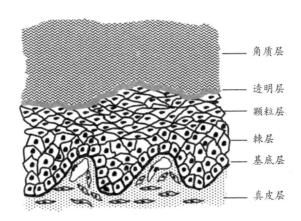

角质层

透明层

颗粒层

棘层

基底层

真皮层

图 27　皮肤的正常结构示意图

气管和支气管上皮为什么要长成那样（图 27-A），也缘于适应。气管和支气管上皮主要由单层的柱状细胞组成，这些细胞的顶部都长着很长的毛，这些柱状细胞之间，还有像酒杯形状的细胞，被称为杯状细胞，这些杯状细胞产生黏液，黏液被涂在柱状细胞的毛上。为什么搞得这么复杂？为了适应。空气里有很多粉尘，还有细菌、病毒等。吸入的空气进入气管后，空气里的粉尘、细菌、病毒等就会被粘到黏液上，这样就可以净化吸入的空气。而这些毛是干什么用的呢？这些毛像秋天的麦浪一样摆动。摆动的方向指向喉部，随着毛的摆动，这些黏液连同粘在其中的粉尘、细菌、病毒等就被排出气管。你说上皮结构长成这样是不是为了适应？

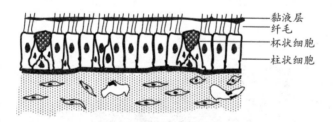

图 27-A　气管和支气管黏膜上皮正常结构示意图

我觉得患癌症也跟适应有密切关系。比如吸烟得肺癌的过程。烟中的有毒物质很多，毒性很大，那些毛受不了烟中毒物的伤害，绝大多数毛被毒死了，脱掉了，剩下的少数毛虽然没掉，也被毒倒了，失去了作用（图 27-B）。

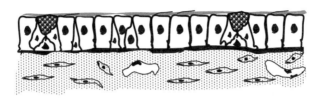

图 27-B　吸烟后,绝大多数毛就被毒死了,脱掉了,
剩下的少数毛虽然没掉,也被毒倒了

再吸烟,那些毒物直接与细胞接触,细胞也受不了,细胞也死了(图 27-C)。这样就留下一个创面,这是不行的,身体是不允许有创面存在的,就会赶快补上创面,新的上皮细胞就又长出来了。但这次因为是新生的,毛就长不了那么长了(图 27-D)。再吸烟,毒物还是直接毒死细胞,这样就又产生创面,还要再长新的上皮细胞。

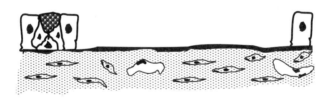

图 27-C　那些毒物直接与细胞接触,细胞也受不了,细胞也死了,留下一个创面

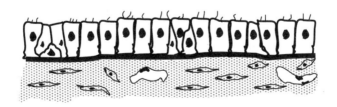

图 27-D　新生的上皮细胞的毛稀且失去功能

再长，再被毒死，再长，再被毒死……多少次之后，这个地方就想了，怎么总是死呀，看来这个地方长这种上皮细胞不合适，不适应了，得换一种更结实，更适应这种生存环境的细胞。人体基本上能够满足这个条件的就是鳞状上皮细胞，我们身体表面的皮肤就是鳞状上皮细胞（图27-E）。细胞分很多层，底层细胞不断长出新细胞来替换死去的细胞，这可比原来的气管和支气管上皮结实多了。医学上把这种由一种上皮细胞替换另一种上皮细胞的现象称为化生。

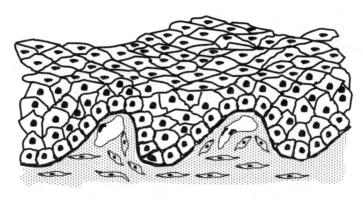

图27-E　根据需要，生成鳞状上皮细胞

但新的问题又出来了，这个上皮的细胞没毛，不能及时把黏附在鳞状上皮表面的黏液和其中的粉尘、细菌、病毒、烟中的有毒物质等运向喉部排出。所以你看长期吸烟的人，早上做的第一件事就是咳痰。他觉得气管的某个地方有东西，但就是咳不出来，所以这些人很辛苦，咳得脸红脖子粗，甚至咳出一身汗。要咳上半个多小时才能把那口痰咳出来。一咳出来就舒服了，一边用手擦汗一边说："哎呀，累死我了，吸根烟歇会儿。"因为没纤毛了，所以大量有毒物质都会滞留在这种上皮细胞上，这些细胞也受不了，时间一长，也会出现死了长、长了死这种反复进行的情况。这时，这个地方又发愁了，怎么把全身最结实的上皮细胞都拿来了还会迅速死亡呢？还是不适应，还得找一种能适应这种生存环境的东西，那你说这种东西是什么？只有癌上皮了，癌长得快，能适应环境，生长速度快过死亡速度，所以癌就发生了。

　　这虽是一种非医学的解释方法，但癌的发生过程不就是这样进行的吗？在全世界无数的研究人员紧盯癌的基因变化的时候，我想跟你说，知道是什么引起了癌的基因变化比知道哪些基因变化了重要得多。引起基因变化的原因才是真正的病因，它就像手枪的扳机，而那些基因变化不过是射出去的子弹。怎样可以阻止子弹射出呢？毫无疑问，控制扳机是最明智的，而不是抓住正在冲出膛或已经冲出膛的子弹。即使你抓住了一颗飞行中的子弹也没有任何意义，因为你不知道下一颗子弹什么时候会飞出来，这样很危险，你可能会中弹身亡。想通过研究癌的基因改变来逆转癌症，笔者认为还需要在可行性方面做进一步探讨。因为最知道基因应该如何修复的还是细胞自己。

第二节　癌是营养极度缺乏的产物

所有疾病按发病的急缓和进展的快慢可分为两类：急性病和慢性病。两类病除了发病急缓、进展快慢区别明显外，另一个显著的区别就是急性病病因明确，慢性病病因"不明"。所以我们会在医学书籍上看到，在论述到慢性病的病因，如高血压、糖尿病、慢性胃炎等病的病因时，第一句话就是病因不清。慢性病的病因真的不清楚吗？不是，其实很清楚，但往往很隐秘。

当我们把急性病、慢性病的病因对比起来看，抓住各自的特点后，也就很清楚慢性病的病因和对慢性病的治疗方向了。所有疾病都源于损伤。而损伤分为两种，即急性损伤和慢性损伤。急性损伤就导致急性病。急性损伤的病因很明确，因为要想造成身体的急性损伤，一次损伤的力度就一定要大，所以损伤因素会集中起来发挥力量。比如被车撞伤、被刀砍伤、细菌感染等。但慢性损伤的病因就很分散，是经常性的轻度损伤，是从轻度损伤积累到重度损伤的过程。例如糖尿病，不是因为你多吃了哪口饭，某天多喝了一点酒，哪天多吸了几根烟造成的，而是因为你每天对肝损伤一点，到最后损伤终于显露出来。好比喝农药，一口气一瓶全喝下去了，这个人立马就玩完，这就是急性损伤。但如果每天喝一小点，再加上烟、酒和其他一些毒物的少量损害，表面看来好像没什么，但你的身体已经受到伤害了。只要这样一直持续下去，有一天一定会发病。所以慢性病的病因往往是明确的，但复杂、种类多样。

慢性损伤也给了机体修复的时间，所以身体处在边损伤边修复、边修复边损伤的反复过程中，而修复是需要营养素为原料的。所以，所有的慢性损伤都是以消耗营养素为代价的，直到把体内的营养素消耗光，再也不能修复时，疾病的症状才会慢慢表现出来。因此包括癌症在内的所有慢性病，不管病因是什么，最后本质上都是营养素极度缺乏和不均衡造成的。所以我认为要逆转慢性病，补充足量的营养素是第一位的。当然，如果同时解决慢性病因，包括精神因素、饮食因素等，效果会更理想。但急性病就不同了，对于急性病而言，首先要明确病因，且去除病因，然后才是进一步施治。当然在急性病的治疗中也需要营养素补充，但一般情况下，此时补充营养素在治疗中只起到辅助作用。

慢性炎症为什么容易导致癌症的发生呢？这其中包括很多学科很复杂的知识。首先，慢性炎症的产生本身就是很复杂的过程，当某个部位发生损伤，炎症就出现了。炎症出现的目的有三方面：第一是为了把损伤部位的死亡细胞组织清除掉，为修复做准备；第二，炎症细胞会产生很多物质来刺激修复甚至是启动修复；第三，因为有损伤，会不时有外来的异物从损伤部位侵入人体，如细菌和病毒。炎症细胞的存在也是为了及时消灭这些异物，以防它们侵入身体后对机体产生更广泛、更严重的影响。修复就是在这种炎症环境下开始的。其实，修复包括很多层面，即系统层面、器官层面、组织层面和细胞层面的修复。而细胞层面的修复至少包括受损细胞的自我修复和细胞再生或增生。通过细胞再生或增生，把细胞死亡后留下的空缺补上修好。

当营养素充足时，各个层面的修复都会顺利进行，局部的损伤很快被修好，系统紊乱被纠正，炎症细胞消退，这样疾病就逆转了。当营养素不足时，损伤总是不能及时修复，一些地方被修复了，而另一些地方还是残缺不全，这样炎症细胞就会长期存在，形成慢性炎症。在慢性炎症的发展过程中，不断有修复发生，也不断有损伤发生。因为不断会有各种有害物质侵入受损部位，这些有害物质或有害因素会导致损伤扩大。而慢性炎症的长期存在也破坏了这些部位的细胞原有的生活环境，也会造成进一步的损伤。当有营养素到位后，身体就会又启动这个部位的修复，细胞又开始再生或增生。这就有点像一场持久的小型战斗，一会儿打起来了，死了一些士兵，战斗就停下了。在后援补上后，一会儿又打起来了，又死了一些士兵。又有后援补上了，又开始打，就这样不断反复发生。而癌症是在细胞死了再长、长了再死的过程中形成的。

如上所述，慢性炎症的过程也是原有部位的组织细胞不断增生修复的过程。在慢性炎症这种恶劣的环境下，细胞增生是有很大风险的，因为在这种环境里存在大量的有害物质，比如氧自由基等，很容易导致这些增生活跃的细胞的染色体及其他的一些基因受损，出现异常。即使没有这些有害物质，细胞在增生时，有时也会出现染色体或个别基因的损伤，只是出现的概率要小很多。本来细胞是不怕一些染色体或基因受损的，因为细胞有自我修复能力，在细胞核内有一整套用来修复染色体损伤的酶，可把它们称为细胞的 DNA 修复系统。比如核酸内切酶、核酸外切酶、DNA 连接酶、DNA 聚合酶等，在这些酶供应充足、原料充足和细胞核内反应环境良好的情况下，修复染色体异常并不是什么难事，而且染色体修复还遵循一个原则，就是能修的就修，不能修的就启动细胞自杀机制，以清除这些受损细胞的潜在危害。这是何等精妙且完整的细胞修复计划，其前提只是足够的营养。

当营养素不足时，细胞增生就很危险。因为在慢性炎症的环境中，细胞进行一批又一批的增生，当出现染色体或基因异常时，由于营养素不充足，细胞不能及时启动修复或自杀机制，就会导致染色体或基因异常一代一代地传下去，而且因为每一代的增生都有可能会产生新的染色体或基因异常，所以这种染色体或基因异常范围会不断扩大，直到最后不可收拾。细胞核内基因之间相互制约的平衡被打乱，细胞出现异常无度的增生，癌症就发生了。

第三节　癌症的营养素治疗

如上所述，癌症也是因为营养素极度缺乏造成的，所以癌症患者使用营养素治疗这一方向是正确的。

癌症患者使用营养素有两种不同的境界，一种境界是支持治疗，另一种境界是对癌症进行独立治疗。首先说第一种支持治疗。目前，癌症的治疗方法基本上还是三种，即手术、放疗和化疗。手术仍然是首选。手术前、术后使用营养素，会大大缩短手术创伤愈合的时间，最大限度减轻手术对人体的打击。如前所述，所有癌症患者都是营养素极度缺乏或不均衡的人，故在术前使用营养素会改善患者营养缺乏的状况，增强体质，增强免疫力和增强修复能力，增强人体的抗打击能力。尤其是那些术前血色素低的患者，使用营养素会在很短时间内使他们的血色素回升到正常水平。术后，创伤修复过程中更是需要大量营养素，术后使用营养素会加快愈合，提高免疫力，使患者体质迅速恢复，来应对接下来可能进行的放疗、化疗。

放疗和化疗，尤其是化疗对人体的危害极大，化疗药物对全身各器官的伤害很大，特别是对肝、消化道、免疫系统和造血系统。经历化疗的患者都是第一次化疗时反应较轻，之后反应越来越重。原因很简单，就是因为化疗药物对身体的伤害会累加起来，第一次化疗造成的伤害还没修复，第二次化疗又开始了。第

一、第二次的损伤还没修复，第三次的化疗又开始了……所以身体对化疗药物的副反应就越来越强烈。临床上化疗方案一般都是六个月，每个月只化疗一周而休息三周，其目的就是为了让身体有恢复的时间，而营养素的使用无疑会加速身体各器官损伤的修复，使身体能够应对化疗药物接二连三的打击。

使用营养素的化疗患者，他们的血色素、白细胞很少出现异常，即使出现偏低的情况，首先，程度会轻很多。其次，这种现象会在很短的时间内得到纠正。一般情况下，患者的食欲、睡眠、体能、体重都会保持在比较理想的状态，面色红润，头发脱落程度减轻，脱落后也会很快长出来。这与营养素快速修复化疗药物对身体各器官的损伤，快速恢复各器官的工作环境，使它们达到较理想状态有关。一位小肠癌术后肝转移的老人，年近七十岁，在肝癌介入治疗后，一直状况不好，出现了消瘦、乏力、没有食欲、精神不佳、睡眠质量差和贫血等症状。使用营养素仅一周的时间，就高兴地电话告诉我，说她现在感觉很好，而且连给她检查的医生也觉得不可思议，她的血色素从九克上升到十二克。

使用营养素的另一种境界就是对癌症进行独立治疗。医学发展到今天，笔者认为应该是临床各科对相应的疾病追求逆转率的时候了。但令人遗憾的是，很多科室的某些疾病的逆转率近乎为零，有很好的缓解率就已经相当不错了。还有一些科室，连缓解也做不到，我们可以称这种科室为"黑洞科室"。人力、物力、财力都用到位了，但挽救不了患者的生命，就像黑洞，不管什么东西被吸进去，都会消失得无影无踪。无论如何，医疗界到了该重新评估临床用药方案、治疗方法、诊断方法的合理性、科学性的时候了。

癌症，到底应该怎样治疗才合理？有时我们会看到一些不可思议的事情，一些癌症患者已经被医院判了死刑，无药可救了，只好回家等死，结果不但没死，肿瘤还消失了。有的癌症病人，经历一场感冒，结果身上的癌消失了。一些癌症患者被医生判定最多活半年，结果他活了很多年，即带癌生存。这些例子带给我们一个提示，肿瘤不是不能逆转，只是我们还没有找到正确的方法，因为人家自己都可以好起来。

营养医学为我们开辟了一个崭新的思路，这条路很值得我们进行深入研究。因为营养医学治疗癌症在理论上和实际操作中都是可行的。如前所述，癌症也是营养素极度缺乏或极度不均衡的产物，所以使用营养素治疗癌症在理论上是非常合理的。

营养素治疗癌症在机理上至少有三个方面的疗效。第一，营养素逆转慢性炎症。癌症就是在慢性炎症的基础上发展而来的，可以说慢性炎症或其他慢性损伤是癌发生的动力基础，而营养素逆转了慢性炎症，消除了慢性损伤，无异于釜底抽薪，使癌的发生发展失去了一个极重要的"根"。癌在身体里被孤立起来。第二，营养素可以提升免疫力。通过营养素护肝和给免疫系统以及其他系统提供原料，会大大提高机体免疫力，大大提升机体免疫力〔在第二部分第八章的《提高机体免疫力，应对病毒感染性疾病（感冒、肝炎等）》中已论述〕。免疫系统是人体防癌抗癌的主力，免疫系统活跃起来，癌的"生存环境"会进一步"恶"化，被消灭转移，限制扩展，因为免疫系统会杀死大量的肿瘤细胞甚至是整个肿瘤。第三，营养素诱导癌细胞转化或"自杀"。肿瘤细胞的恶性程度不同，就像监狱里的犯人，有罪很轻的，也有罪大恶极的，肿瘤细胞的情况也是这样。一些癌细胞的恶性程度低，跟正常细胞差不多，这些癌细胞有向正常细胞转化的能力，这需要基因水平的修复。但苦于没有营养素支持，缺乏诱使它们转化的营养素，就不能使癌细胞向正常细胞转化。一旦给足营养素，这些癌细胞就会转变成正常的身体细胞，可以理解成癌细胞的阵营里有一部分力量"起义"了。剩下的那些癌细胞都是罪大恶极的，这些癌细胞即使有充足的营养素也不能转化成正常的细胞。但这些癌细胞遇到充足的营养素后，也会懊悔至极，选择"自杀"身亡。营养素可以诱导癌细胞启动自杀机制，这是科学实验证明的。

营养素抗肿瘤是多层次、立体式的，这是其他任何一种治疗方法都不可能实现的。现在的问题不是用营养素能不能治疗癌的问题了（因为已经有案例证明营养素治疗癌症有效，甚至有逆转的例子），而是还没搞清楚用多大的量可以有把握地逆转一种或几种癌症。这与营养医学的特点有关，因为不同的癌症病人营养缺乏的情况不同，营养素的用量也应该不同，这个问题极具研究价值，也一定要研究清楚。

很多人，甚至很多医生担心给了营养素后，癌会不会长得更快。有这种想法是因为不了解癌是怎样存活的，不懂癌的成长历程。癌能在你的身体里成功地存活下来也是非常不容易的，或者说是身经百战才活到今天的。据统计，我们身体每天都产生几十万个癌细胞，日复一日年复一年，可几十年下来，你为什么没得癌呢？因为癌刚产生就被免疫细胞杀死了。直到有一天，一个癌细胞成功地逃避免疫细胞的追杀，前述的那种前赴后继的状况才得以改变。这个癌细胞安全地活下来之后，因为不受免疫细胞追杀，有机会发展壮大，导致大量癌细胞在很短的时间内增生出来。癌长得太快了，导致食品短缺，血管供给的营养跟不上，就出现饥荒，导致大量癌细胞被饿死，只有那些能够忍饥挨饿的癌细胞才能存活下来。经过这次考验后，癌细胞净化了队伍，它们更坚强更有战斗力了。经过几次饥荒考验后，癌细胞具备了很强的生存能力，它们甚至不再担心食物短缺问题，因为它们练就了很强的掠食性。接下来它们更快速地成长起来，结果没过多久，被医生发现了，大量化疗药的使用导致大量癌细胞死亡。但并不是所有癌细胞都死去了，又有一些癌细胞挺过了这场灾难，紧接着又是一波一波的化疗甚至加上放疗，但它们都顽强地活了下来，并在一次次的考验中成长起来。在考验中艰难存活下来的癌细胞，练就了很多生存本领，不怕饥饿，不怕免疫系统，不怕化疗和放疗，无所畏惧。

你想想，担心人体摄入营养素会加速癌的生长有意义吗？你不给营养素，癌长得也很快，而包括免疫系统在内的全身其他器官，由于营养缺乏而全部受损，处于被动状态，当给足营养素后，机体各器官，尤其是免疫系统的潜能会充分激发出来。通过上述各层面的作用，营养素极可能会帮助身体杀灭癌。所以，营养医学给了我们患癌后和它最后一搏的勇气和希望。

目前，我用营养医学治疗癌症，有逆转的病例，但还不多。如一位 M5 型白血病患者，化疗后复发，再次化疗的同时，辅以营养配方治疗，两次化疗后缓解，停化疗，继续营养治疗，痊愈。还有一位宫颈癌患者，已经不能手术，放化疗的同时，营养治疗，逆转。先手术治疗后再营养治疗的例子很多，很多效果很好，有肝癌、结肠癌、乳腺癌等，但总的来讲，营养治疗癌症还处于技术摸索阶段，还没能达到很高的逆转率。但营养治疗癌症在理论上没有任何问题，只是需要更多的实践，形成具体技术线路。我对这一方向充满信心，估计在不久的将来，可以有很大突破。估计最先突破的应该是胃、乳腺、甲状腺等处的癌症，而技术线路最终应该是以营养治疗为主导、中医等方法为辅助的综合治疗体系，这也正是营养医学的正确发展方向。

第十章
血液病能用营养素逆转吗

　　造血系统是一个很特别的系统，特别之处在于它旺盛的生产能力。血液中的各种细胞都有一定的寿命，寿命短的就只有几天，如血小板和一些白细胞；长的几个月，如红细胞，寿命大约是四个月。血液中每天都有大批细胞死亡（数以千万计），这就需要骨髓造血系统努力工作，生产出新的细胞补充到血液。血液中绝大多数的细胞都起源于骨髓造血干细胞，而且种类很多，包括红细胞，白细胞中的嗜中性粒细胞、嗜酸性粒细胞、嗜碱性粒细胞、单核细胞和血小板等，只有 T 淋巴细胞是在淋巴组织（如胸腺、淋巴结等）成熟的。感觉骨髓就像一个大工厂，有很多条生产线，每天都在繁忙地生产大量的各种各样的产品。你想想，这样一个系统，每天得需要多少原料。我们都知道血液是极有营养的东西，这些血细胞，它们都是营养素做的。所以当原料缺乏时，一种很常见的病就出现了——贫血。

　　贫血有很多种，其中你最熟悉的应该是缺铁性贫血了。其实治病很简单，只要知道病因，连你自己也会治。比如缺铁性贫血，看这个名字就知道是因为缺乏铁这种营养素导致的，补铁就行了。还有一种叫巨幼细胞贫血，主要是因为叶酸或维生素 B_{12} 缺乏导致的贫血。正因为骨髓造血需要大量的原料，所以原料供给是个大问题。如供给不及时，经常原料短缺，很多人虽没表现出明显的贫血症状，但隐性的贫血或短暂的贫血是经常发生的，尤其在女性和儿童当中更为普遍。这也是造成很多人感觉全身不舒服的原因之一。失血过多也可以造成贫血。26 岁的小王，因为血小板减少导致月经时经血过多而贫血，几次因经血过多而昏倒，不得不到医院输血，治疗了一年多仍不见好转。小王的经期也是紊乱的，有时半个月就来一次，她甚至都对月经产生了心理恐惧，压力很大。使用营养素后，仅两个多月，血小板数正常了，经血也不再"横流"了。

　　临床上，再生障碍性贫血（简称"再障"）是很难逆转的一种贫血，这种贫血的发生与骨髓的功能特点关系密切。在我们身体里，新陈代谢越快的器官越容易受到攻击，尤其是对毒性物质和各种辐射非常敏感。相似的器官还有消化道和男性的睾丸，消化道上皮细胞一两天就更新一次，这就需要不断有新的细胞产生。睾丸不断生产精子，有大量的染色体分裂。所以在受到毒性物质攻击后，它们的反应也很相似。比如化疗时患者很容易出现贫血、消化道反应和精子减少，就是这个原因。当然消化道反应与肝功能受损也直接有关。

其实骨髓造血和我们种庄稼的道理差不多。你想想，把一粒精挑细选的种子种到阳光、温度、湿度、营养等环境都非常适宜的土壤中，它有什么理由不发芽生长呢？相同的道理，骨髓要想正常工作，需要有良好的造血环境。而再生障碍性贫血的发生往往是因为骨髓的造血环境受到严重破坏甚至是毁灭性的打击造成的。药物（如氯霉素）、化学物质（如苯）、电离辐射（如 X 线）、感染（如乙型肝炎）和营养素缺乏（因为营养素也参与对造血环境的维护）等这些因素都可成为再障发生的原因。尽管有一些患者没有明显的病因，但你想想，我们的造血系统已经正常工作好多年了，它不会无缘无故地出现问题，一定是受到什么东西的干扰了。正如前边所讲，一切有害物质的伤害最后都是以消耗营养素为代价的，所以再生障碍性贫血的发生和再生障碍性贫血能不能逆转都与营养素的补充程度有直接关系。

肝是人体最重要的解毒器官，它对骨髓的造血环境有重要的保护作用，因为当肝的解毒功能良好时，会迅速清除进入体内的有毒物质，尽可能地减少这些有毒物质对骨髓的损伤。而肝解毒的过程也是大量消耗营养素的过程，当肝解毒功能不佳和营养素不足时，患者很容易出现贫血，甚至会出现再生障碍性贫血以及其他血液病，包括白血病。所以再生障碍性贫血及其他一些血液病也可以通过远离有害物质、护肝、改善骨髓的造血环境而逆转。营养素进入身体，通过护肝直接参与解毒，参与骨髓造血环境的改善，为造血提供原料和延缓红细胞衰老，全方位打造造血环境，逆转再生障碍性贫血。请你想想什么药物能够同时做到这些？没有，只有营养素才可以，所以营养素治疗各种血液病具有得天独厚的优势，包括对白血病的治疗。

日本曾有一部电视连续剧《血疑》，1984 年在中国播出时红极一时，很多人对白血病最初的认识都来自这部电视剧。片中女主人公幸子因受到辐射而得了白血病。现在探寻很多白血病患者的病因时，都发现他们在发病前的某个时期有过乔迁新居或装修过房子的经历。一些人因接触苯等化工毒物而发病，还有一些人因其他恶性肿瘤接受化疗后发病。更值得我们深思的是，许多血液病，如骨髓纤维化、真性红细胞增多症、原发性血小板增多症、阵发性睡眠性血红蛋白尿等，都可以转变成白血病。这些病因提示我们白血病的发生仍是一些有害因素干扰了骨髓的造血过程，或是破坏了造血环境，或是导致造血细胞出现问题。所以远离毒物、改善造血环境和帮助造血细胞修复也是白血病的治疗方向（参考第二部分第九章《慢性炎症与癌的关系》）。

当骨髓造血环境不良时，一味使用刺激骨髓血细胞生成的药物，效果不会好，甚至有使血液病进一步恶化的嫌疑。如血小板减少性紫癜恶化成再生障碍性贫血，再进一步恶化成白血病。造成这种结果或许与大量药物的使用有相当大的关系。

第十一章
自身免疫性疾病，我们要终身承受吗

所谓自身免疫性疾病，就是那些免疫系统攻击自身组织引起的疾病，至少到今天，医学是这样认为的。这类疾病种类极多，从你较熟悉的类风湿性关节炎、系统性红斑狼疮、肾炎、甲状腺炎到你不太熟悉的多发性大动脉炎、自身免疫性睾丸炎等，全身各器官系统几乎都可以发生自身免疫性疾病。我实在搞不明白，我们的身体怎么了？为什么免疫系统"背叛"了自己。

本来免疫系统的作用一方面是消灭从外界侵入人体的有害物质（如细菌、病毒等），另一方面是清除身体内衰老或死掉的自身组织。要做到这两方面，免疫系统首先要具备"分清敌我"的能力，搞清楚哪些是对自身有益的健康的东西，哪些是有害物质。这种能力几乎是免疫系统与生俱来的能力，因为在胚胎时期，在免疫系统形成的过程中，这种能力就已经具备了。如果主要问题不在免疫系统，那就得从身体的各组织器官找原因了。

人身体的很多组织器官是不与免疫系统直接接触的，比如软骨、甲状腺腺泡内储存的胶样物质、睾丸内的生精上皮、细胞膜内的细胞成分，尤其是健康的活的细胞核内的成分，都是不与免疫系统接触的。由于某种原因，这些物质一旦与免疫系统直接接触，就有发生自身免疫性疾病的危险。比如外伤破坏了睾丸组织的严密性，导致免疫系统与那些不该接触的成分接触了，就会引发免疫系统攻击睾丸，导致自身免疫性睾丸炎的发生。在对甲亢患者的病因分析时，医学典籍上讲了一个笔者认为很重要的信息，虽然这些典籍上并没有对它进行深入探讨，只是轻描淡写地一带而过。这个信息就是，很多甲亢患者在发病前都有精神紧张、激动或受过较强烈精神刺激、打击的经历。不要小看这条信息，因为它可以解释为什么患自身免疫性疾病的女性比男性多很多倍的原因。另外，系统性红斑狼疮和类风湿性关节炎等很多自身免疫性疾病的患者在发病前也都有巨大的精神压力。

关于自身免疫性疾病确切的发病过程和发病原因，目前还是讨论不清，搞不清是先有损伤，而后免疫系统进一步紊乱，还是免疫系统先紊乱导致自身组织的损伤。换个角度来看看这些病导致的都是些什么样的损伤，有没有解决办法，这个问题就简单多了，因为自身免疫性疾病很大一部分都是以血管炎为基础的损伤。对于营养医学来讲，这样的病变解决起来并不是难题，因为营养素对于血管的修护非常有效，可以使血管炎快速消退。另外，营养素也可以使免疫系统更加正常地运转，使可能暴露的那些免疫系统接触不到的抗原，尽快重新被封闭。因此即使不清楚自身免疫性疾病的病因和发病机制，我们仍在逆转自身免疫性疾病上有很大胜算。

　　尽管今天的教科书把强直性脊柱炎列为自身免疫性疾病，笔者仍认为这是不恰当的。纤维化是可以逆转的，而纤维化的形成只需要有长期慢性损伤就可以了。强直性脊柱炎不过是在慢性损伤基础上发生的纤维化。治疗如果能从这两方面入手，效果会非常理想，可以逆转。一方面是消除慢性损伤，另一方面是将增生的纤维松解、吸收。这两方面的治疗都有赖于营养素的支持（营养素对纤维化的治疗作用请参读第二部分第十七章《纤维化、器官硬化可以解决到什么程度》）。

第十二章
警惕平滑肌收缩引起的疾病
（痉挛、头痛、痛经等）

我们的身体里有三种肌肉，即骨骼肌、平滑肌和心肌。骨骼肌是附在关节和骨表面的肌肉，我们四肢的肌肉都是骨骼肌。主要功能是在意识支配下完成各种各样的动作。心肌是组成心脏的肌肉。平滑肌主要分布在身体空腔脏器和各种管道壁上。

平滑肌有一个特性，就是你不要惹它，惹到它，它被刺激，就会持续地收缩，引起剧烈的疼痛。例如肾盂结石（图28）。肾盂里空间比较大，本来结石待在肾盂里挺好的，但有一天跑到输尿管里了，因体积较大，不能通过输尿管，也不能回到肾盂了，就卡在输尿管内，输尿管内的平滑肌就知道了，它就强力收缩，试图把结石挤走，以保持输尿管的畅通。但越收缩，结石卡得越紧，就导致输尿管平滑肌的痉挛性收缩，引起极强烈的疼痛，患者甚至会疼昏过去。这种疼痛如刀割般疼痛或绞痛，疼的程度可想而知。

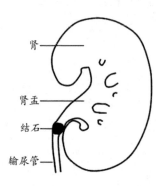

肾

肾盂

结石

输尿管

图 28　肾盂结石卡在输尿管内，引起剧烈疼痛

　　我们身体内很多疼痛都是由于平滑肌的痉挛性收缩引起的，都极其疼痛。如胃的痉挛性疼痛，患者脸色苍白，冒冷汗，甚至出现恶心呕吐；腹痛，多是肠道平滑肌痉挛收缩造成；痛经，也极痛，患者疼得直不起腰，脸色苍白，甚至恶心呕吐；头痛，多数是由血管平滑肌收缩引起，有时痛得天旋地转，甚至无法忍受，患者抱头撞墙。我的一位朋友头痛时抱头蜷坐在沙发上，经常被他妻子指为装病不干活儿，他非常愤怒，摔了家里的很多东西，以至于家里的地板瓷砖都被砸得坑坑洼洼。当他用上营养素后，在很短时间内，头痛就消失了。

　　骨骼肌在营养素缺乏时，也会出现类似的症状，但程度往往较平滑肌轻，如脚和腿抽筋。身体局部某块骨骼肌的震颤和痉挛性收缩，我有过亲身经历，我的右眼皮从我上高中时就开始跳，只要一醒我就能感觉得到，睡着后就没感觉了。这种情况一直持续了二十多年，直到我使用营养素，才被逆转。说起来很有意思，那天早上 8 点要去给医科大学的学生们上课，由于时间紧，赶快抓了两片 B 族维生素吃了，就跑去上课了。到上午 11 点多时，我突然觉得右眼皮的痉挛弱了很多。其后，用了一个多月的营养素后，至今已两年时间，也没有再发作过。

对于上述病症的治疗，首先就是去除刺激肌肉收缩的病因，如输尿管的结石，肠道内的阻塞，包括秘结的肠内容物。其次肌肉收缩不正常往往与一种或多种营养素的缺乏有直接关系，当把所缺的营养素给足后，血管性疼痛、痛经、骨骼肌的震颤和痉挛性收缩很容易逆转。即使在发作期，也可以在很短的时间内起效。所以血管性头痛和痛经并不是什么难治的疾病。

第十三章

人体会过敏吗
（皮肤过敏、支气管哮喘、过敏性鼻炎）

你有没有发现，近些年来，过敏性疾病的发病人数越来越多？如皮肤过敏、支气管哮喘和过敏性鼻炎都非常常见。而且过敏原的种类也越来越多样，以前本来不是过敏原的，现在也成了过敏原。

笔者认为，人体对过敏的认识一直存在误区。从一些女士到美容院美容出现皮肤过敏的过程就可以悟到过敏的本质是什么。一些女士由于自己没有相应的美容知识，也不会美容，就只好听任别人的摆布。一些美容院的服务人员对皮肤结构和相应的美容知识掌握不到位，正好被你给碰上了，她给你做美容时，搞不清手法和轻重。比如看到你脸上皮肤发黄，没光泽，就觉得你死皮太多，就建议你去死皮。其实死皮就是皮肤的角质层，对皮肤和皮下结构有重要的保护作用。去死皮要有正确的方法，最合理的方法不是采取机械手段将死皮去掉，而应该提高皮肤的新陈代谢，当皮肤更新加快时，角质层自然就薄了。为什么孩子的皮肤看上去很嫩，很水灵？跟孩子皮肤新陈代谢快有直接关系。而一些美容院往往采用机械手段来去死皮（图 29-A）。第一次做完美容一看，皮肤泛黄确实改善很多，也有光泽了，效果很好。你就满意地走了（图 29-B），其实这次去死皮，皮肤的角质层已经所剩不多。一周后，你又来到美容院，因为上次效果不错，这次自然还是如法炮制，接着去死皮，可这时因为皮肤的角质层还没完全恢复，去死皮时，就连同角质层下的一些皮肤结构也去掉了（图 29-C）。做完之后，效果也很好，不但皮肤不黄了，还有点"白里透红"，其实是皮肤已经受损，但你又不懂，你就更满意地走了。第三周又来了，依然如此，去死皮，这次就更严重了，因为受损的角质层和它下边的结构没有恢复，这次美容之后，皮肤的结构进一步受损，皮肤更薄了（图 29-D），角质层和其下结构

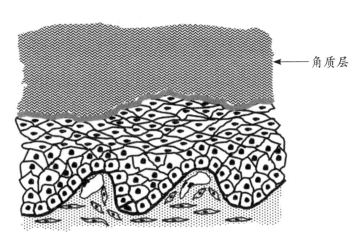

图 29-A　皮肤的正常结构示意图

全被去除。这次做完之后，感觉不太好，皮肤发红，还有烧灼感，感觉还有点痛，回到家后，一用其他护肤品，就出现大家都认为的过敏现象。

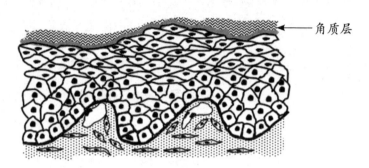

图 29-B　皮肤的角质层已经所剩不多

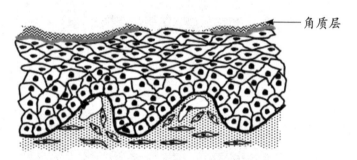

图 29-C　连同角质层下的一些皮肤结构也被去掉了

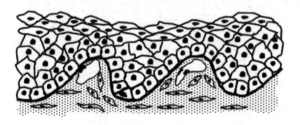

图 29-D　皮肤的结构受到严重破坏，处于高度敏感状态

　　这样的例子在生活中很多，为什么第一次、第二次不过敏，而第三次过敏了呢？道理很简单，是因为皮肤的原有结构被破坏造成的。所以皮肤过敏并不像我们想象的那么复杂。在原有结构被破坏之后，一些损伤因素进一步刺激皮肤而引起炎症反应。这就是我们常见的皮肤过敏的过程，跟在伤口上撒一把盐没什么区别。绝大多数皮肤过敏都是因为皮肤结构被破坏了。

　　随着环境污染的加重，尤其是空气质量的恶化，空气中大量有害物质不断损伤皮肤，即使你没有去美容院做去死皮的美容项目，最终也可以导致皮肤过敏。当损伤因素很强时，一次就可完成这一过程。如染发液引起的面部皮肤过敏。上述伤害与硫酸引起的皮肤烧伤没什么区别，只是程度的轻重而已。前者叫过敏，后者叫烧伤，显然不合理。所以我才说人体所谓的过敏性疾病的提法并不准确。

　　我这样讨论过敏不是为了哗众取宠，而是想告诉大家过敏的本质。只有理解了过敏的本质，我们才可以轻松逆转过敏，而不是完全寄希望于今天临床上采用的抗过敏疗法。当临床上不断把一些人诊断为紫外线过敏时，事实上，已经忽略了一个事实，就是正常皮肤是不会出现紫外线过敏的，只有在皮肤的正常结构受到一定伤害后，才会出现对紫外线的过敏。今天的医学认为过敏是由于肥大细胞被激活引起的，其实刺激因素为什么会接触到肥大细胞才应该是我们关注的重点。当我们皮肤的原有结构恢复后，一切刺激因素都会被挡在皮肤之外，皮肤过敏也就自然而然地逆转了。所以治疗皮肤过敏的关键是消除损伤因素，恢复皮肤的原有结构。

根据上面的讨论，也就不难理解支气管哮喘了。尽管教科书上对支气管哮喘的病因有很多推测，其实并没那么复杂，支气管黏膜上皮受损才是引起支气管哮喘的病因。请想想，几乎所有支气管哮喘的患者在第一次哮喘发作前，都有过上呼吸道感染史，即感冒。正是这次上呼吸道感染破坏了气管、支气管黏膜上皮的正常结构，为其他空气中的有害物质侵入支气管黏膜下，刺激肥大细胞和平滑肌创造了前提条件（图30）。

随着空气污染日益加重，即使没有上呼吸道感染史，在污染物对支气管黏膜的损伤持续不断进行的现在，发生支气管哮喘也是"指日可待"的。正因为是支气管黏膜屏障出了问题，而不是支气管平滑肌有问题，所以临床上用氨茶碱或激素类药物舒缓平滑肌才不能逆转支气管哮喘，而只能缓解平滑肌的收缩。要逆转

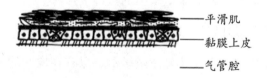

——平滑肌
——黏膜上皮
——气管腔

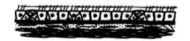

图 30　气管和支气管结构示意图

支气管哮喘，只有一个办法，就是恢复支气管黏膜的原有结构。这是任何药物也无法做到的，只有营养素才可以胜任此任务。

使用营养素，就可以修复皮肤结构、支气管黏膜的结构，皮肤过敏、支气管哮喘就可以轻松逆转。而过敏性鼻炎也是相同道理。李姐，46岁，她患支气管哮喘至少有六七年了，已经发展到每天服用氨茶碱8片，可每天晚上还是会发作一个多小时，有时必须用激素才能缓解。使用营养素后，仅5天的时间，晚上就不再发作了，一个月后，氨茶碱的用量就减到5片。

当说到皮肤、支气管黏膜被破坏引起过敏，你可不要觉得一定要皮肤黏膜缺失才可引起过敏，当皮肤细胞之间、黏膜细胞之间的细胞连接受损，屏障作用就会减弱或消失，这种情况用显微镜都不一定查得出来，但足以引起过敏了。就如同一堵墙，砖和砖之间的缝隙不够严密，就足以让风过去了。

除了外在的过敏，我们也会看到因吃了某些食物而引起过敏的患者。在食物的消化吸收过程中，肠道难免会吸收一些有害物质进入身体。这些威胁到身体健康的物质进入身体到达第一站——肝脏时，一般都会被清除掉，小分子类的由肝细胞解毒代谢掉，大分子类的可能由肝脏内的免疫细胞代谢。因此，一些人的过敏实际上是反映出他们的肠道、肝脏的某些功能异常或减弱。尤其是那些以前对某些东西不过敏而现在却过敏的人，以及以前只对某种东西过敏而现在对越来越多的东西过敏的人，究其原因，最有可能是由于肝脏解毒功能下降、免疫功能下降造成的。因此，用营养素护肝，来改善肝功能和消化功能，会解决很多人的过敏问题。

关于支气管哮喘，我发现还有两个较为常见的原因，至少是支气管哮喘发作的诱因，一个是情绪紧张，另一个是贲门炎或反流性食管炎。它们应该是通过刺激自主神经或者是自主神经中的迷走神经，结果兴奋到支气管平滑肌，而诱发哮喘。

同样，营养治疗仍是去除这两大诱因的最有效手段，如果再配合上松解治疗，以舒缓自主神经，则起效会更快，甚至有意想不到的效果。

第十四章

骨关节疾病
（风湿性关节炎、骨质增生、股骨头坏死）

第一节　风湿性关节炎

　　风湿性关节炎好像是一种不明不白的病，关节一痛，往往就被诊断成风湿性关节炎。笔者跟医学打交道 20 年，至今没明白风湿性关节炎这个名称是什么意思。关于这个问题，还请教过很多医生，但至今没有一个令人满意的答案。通常的解释是，这种关节炎或是因为关节被风吹到了，或由于阴冷潮湿引起的，或是受中医的风湿影响而命名的。正是因为这种病名的意思模糊，导致很多关节疼痛的病，在搞不清真正病因时，都被诊断成风湿性关节炎。

　　对于关节疼痛的病（除非那些外伤明显的病因），病因并不重要，绝大多数患者来就诊时，早已远离病因。但关节已经受到不同程度的损伤，有损伤，机体就要修复，所以把修复关节所需的营养素给足后，关节的损伤被修好，疼痛也就消失了。这样的例子很多，一位 60 岁的阿姨，双膝疼痛已经有几年的时间了，我见到她时，她的双膝肿痛，关节腔内还有积液，已经试过很多方法，效果一直不理想。她的身高大约 1.65 米，但体重近 100 千克，肚子很大，这样的体重再加上那样的双膝，你想想，她活动一定很不方便，来时挂着拐杖，双腿发抖。我给她做了营养指导后，她的状况在两周左右就明显好转了。一个月后，当她听到我又去她们那里讲课的消息，急忙赶了过来，小跑着进了屋子，已经不用拐杖了，其兴奋之情溢于言表。她是一位很快乐的人，还跟我讲了她腿不好时的惨状。她 60 岁，在赶公共汽车时，一位 70 岁的老人请她先上车，搞得她很不好意思。腿好了以后，让她如释重负，一脸的轻松，看到她腿病逆转前后的样子，真的让我体会到健康自由的重要。

第二节　骨质增生

骨质增生是一个极有意思的疾病，它的形成和消退为我们提示了重塑人体的无限可能。

长骨刺的根本原因是缺钙，而不是像很多人认为的身体里的钙太多了。身体里各种物质是否缺乏一直是困扰我们的一个问题。包括医生也是这样问诊：查一下血里的各种物质，水平在正常范围，就说明身体里不缺。事实却并非如此。我们身体里有各种各样的仓库，比如钙库（骨骼）、蛋白库（肌肉）、能量库（脂肪）等，各种库的重要任务之一就是供给生命器官营养。生命器官包括脑、肺、心、肝、肾，这些器官是不能出问题的，出问题就会危及生命，所以身体会不惜一切代价保护这五大生命器官。当营养素缺乏时，身体就会从库里、从非生命器官调动各种营养素供给生命器官。以钙为例，即使身体里的钙已经严重缺乏，但血液中的钙也会保持在正常水平，因为血钙的水平直接影响到心脏的功能，是不能出现偏差的，身体会不惜一切代价来维持它们的正常需求，对于其他很多营养素也是如此。所以不要认为血中各项成分显示正常就代表身体正常。很多人对自己的健康、孩子的健康是很重视的，查完之后理直气壮地说，什么也不缺，一切正常。这显然是走进了另一个误区。

那么，缺钙为什么就会长骨刺，而且长成那个模样呢？这是一个很有意思的话题，而且也包含了很多很有意思的知识。这得从骨的应力反应说起。应力反应是骨的一个很重要的特性。大家都知道，骨是一个承重的器官，我们之所以长成这个模样，全是因为这一身的骨架。既然是承受力的器官，那么它对力的变化就特别敏感，而且还会根据力的变化而不断改建自己的结构和形状，以适应这种力的变化，使自己在新的受力情况下有能力最大限度地去承受力量、去支撑平衡，这就是应力反应。简单地说，就是骨骼会根据它自己受力的情况去改建自己。而实现应力反应的基础就是骨的改建能力。

人的一生中，骨一直在改建，它们有自动改造长得不合理之处的能力。做个试验就可以看到骨的改建能力和应力反应。你用右手掌的侧面不断撞击桌子的边缘，一个月后，去拍 X 光片，会发现遭撞击处骨的局部会增厚。这就是骨对外力的反应。当不断撞击桌子的边缘时，受力处的骨骼就会感受到力的持续冲击，为了应对这股力量，它就会在受力处改建，加厚加固。有的牙科医生会建议我们平时每天做叩齿运动，也就是用上牙敲击下牙，目的是使牙齿长得更牢固，不易脱落。用力不要太大，否则会导致牙齿表面的那层釉质受损伤。通过每天轻轻叩齿，会刺激牙周的牙槽骨，牙槽骨因不断受到力的刺激，不得不加固自己，使这些部位的骨密度得到改善，骨质不但不被吸收反而有所增多，将牙根紧紧围住。这就是利用了骨的应力反应。但这种方法也有一些缺陷，因为会顾此失彼。牙槽骨被吸收，与全身钙和其他营养素的缺乏有关，通过这种方法将其他地方的营养素调到牙槽骨，使牙槽骨得到加强，其他部位的营养素就更缺了，会出现新的问题。

关于对骨质增生的认识还有一段很有意思的故事。我在向一位令我非常钦佩的老前辈请教问题时，我突发奇想，向他老人家问了一个我也不知道是从哪里来的问题，以至于我后来也觉得这个问题很怪，问得很没道理。为什么要问这么怪的问题呢？是想找个话题陪老人家聊聊天吗？但值得庆幸的是，我多亏问了这个问题，才引发我自己对骨质增生的思考。我的问题是：为什么骨刺长在骨头的边缘并且还可以长成那样？

　　骨质增生也是应力反应的结果。以脊椎的骨质增生为例（图31）。从脊椎的结构特点和功能特点可知，椎体的中央比周边受力要大，所以当血液里的钙减少，机体要调动椎体内的钙增援血液时，会先从椎体的周边调钙入血，而不是从中央调钙。因为中央受力重，作用大，调钙就会从相对不太重要的周边开始。当钙质不断从椎体周边流入血液时，椎体周边部位就会越来越软，越来越不能承重。但周边部位也不是一点力都不承受，这些部位也会经常受力，尤其身体在前倾、后仰、侧弯时，周边部位受到的力就更大、更频繁一些。这些椎体的周边部位一受力，自己也感到力不从心，支撑不住，骨头自己也知道：不行，这些部位需要加强。于是骨质增生就长在周边部位且呈唇样外突，骨刺就形成了，当然骨刺的形成也与局部炎性刺激有关，由于关节的局部受

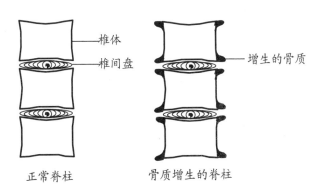

图 31　脊柱骨骨质增生示意图

损，引起骨骼边缘存在长期的慢性炎症，也刺激局部组织增生。在增生的基础上，钙发生病理性沉积。医学上称这种增生为营养不良性增生，是有道理的。从营养医学的角度看，人体内几乎所有的异常增生都是营养不良性增生，如在慢性炎症基础上的各种增生，包括癌都属于营养不良性增生。

临床上有一种病，叫椎管狭窄，产生的原因之一也是骨质增生，是骨质增生在不同部位的表现。临床上怎样治疗骨质增生和椎管狭窄呢？药物的疗效一般较差，更多是采用手术的方法，去除增生出来的骨质。手术会暂时缓解压迫的症状，但不会从根本上解决椎体因钙及其他一些矿物质缺乏导致骨质局部承受力下降的问题，也不能解决局部慢性炎症的消退问题，所以在两三年后，骨质增生会再次发生。

怎样治疗骨刺引起的颈椎病、腰椎病、膝关节疼痛和椎管狭窄等疾病呢？最合理的方法就是补充钙和其他的营养素。让钙回流，骨质承受力的能力恢复了，骨质自然就不再增生。那么长出来的骨刺怎样能去掉呢？只要钙和其他营养素补充到位，骨刺就会消失，因为骨骼有改建的能力。骨刺长出来是应力反应的结果，但骨骼自己也知道这样长不合理，只是没办法，没有合适的原料，只好凑合着长。当给足营养素后，骨骼会迅速改建，把原来长得不合理的地方吸收掉，骨刺也就消失了。在使用营养配方的基础上，按需要辅以矫正、松解、中药热敷、按摩，甚至刺血、拔罐等方法，效果更佳，很多人可以实现逆转。

陈哥是我极好的朋友，家住上海。当我们第一次相识时，因为觉得很投缘，我就对他说："陈哥，将来你的亲戚、朋友里边谁有健康问题就给我打电话。"陈哥并没有欣然接受，说他的朋友里也有一些医生。我告诉他一定要记清楚我这个医生跟别的医生不太一样。结果，2006年下半年，他的妻子两条胳膊和双手又麻又痛，以至于什么也做不了了。她平时很喜欢打麻将，但这种病搞得她连麻将也打不了。因为坐下来比站着时症状要更加严重。嫂子在陈哥家的地位举足轻重，一看嫂子这样了，陈哥赶快带着她去医院，其实从症状上已经可以判定是颈椎病，颈椎的骨质增生了。到医院一查，果然是颈椎骨质增生。医生建议手术，把增生部分凿掉，并从大腿取一块骨头做融合。陈哥一听就慌了，吓得要死，还好没有忘记给我打电话。我指导嫂子使用营养素。两周后，因为要跟踪一下疗效，我电话询问陈哥效果如何，他在电话那头儿非常兴奋，说："好多了！好多了！"我又电话问候嫂子，嫂子更是开心，力邀我到上海做客。我告诉她要继续用营养素，不要因为不麻不痛就停止服用，因为骨骼的进一步改建还需要一段时间才能完成。

如果不用营养素，可不可以把骨质增生治好呢？只有一个方法，那就是运动。生活中，我们会见到这样的人，因为颈椎病，两臂很麻很痛，非常痛苦，什么事情也做不了，疼得甚至连觉也睡不好。因为什么事情都做不了，又痛，心情自然很不好，为了散心就去逛街。结果看到街边有跳舞的，老年迪斯科，反正也没什么事儿，看一会儿，看着人家一举手一投足是那样舒展自由，很是羡慕，看着看着就有点感觉了，感觉还挺好，明天还来看，一连看了好几天。越看越有意思，而且对音乐越来越有感觉，有时看人家跳舞自己的脑袋也跟着音乐动，动着动着差不多会跳了，就下场参与其中，跟大家一起跳。别人把双臂举过头顶很轻松，他因为颈椎病举不了那么高，但也不断地跟着举，终于有一天，不知不觉中，他的双臂也可以自由地高举了，两条胳膊和双手也不麻不痛了。这样颈椎病就治好了。

为什么没有用营养素也可以治好颈椎病呢？是不是本来就没必要用营养素呢？其实我们的身体很遵循"用进废退"的原则。哪个部位用得多了，身体里更多的营养素就要向这个地方流动，身体甚至不惜拆东墙也要把拆下来的营养素补到不断被使用的西墙。生活中这样的例子很多，比如：经常运动的老年人腿脚一般更灵活一些，比他的同龄人更硬朗一些；经常用脑的老年人，他的精神状态一般会很好，头脑比他的同龄人更清楚更灵活，还不容易发生脑软化和老年痴呆。我读博士时的导师，已经八十多岁了，但每天精神矍铄，思路清晰敏捷，还忙于写书。同样道理，虽然身体里缺钙，但跳迪斯科时，要不断地摇头和抬起上肢，也就是说肩颈部的关节不断被使用，而你哪里长得不合理，身体就会赶快把钙调过来，对这些地方进行改建，使它们灵活好用起来。虽然颈椎病是治好了，但身体里钙和其他营养素缺乏的状况并没有得到纠正，所以其他地方可能又出问题了，甚至有可能是更严重的问题，比如股骨头断了。所以补充钙和其他营养素才是从根本上治疗骨质增生的正确方法。

如果能充分利用应力反应和骨骼的改建能力，甚至可以对人体进行重塑，人体很多长得不合理的地方，身体自己都知道，只是因为没原料，所以没办法进行改造。当给足原料后，身体自己就会自觉改造，而且原料给得越早，效果越好。最合理的是从小就给足各种营养素，这样你的孩子身体的各个部位都会长得非常合理，该凸的地方凸，该凹的地方凹，该胖的地方胖，该瘦的地方瘦，腿很直，肌肉发育得也很好。一句话，当营养素给足后，孩子的身体就会以遗传信息为基础，最大限度地良性发展自己。身高没达到预期、O形腿、牙齿排列不齐等都是钙和其他营养素缺乏造成的。利用应力反应和骨骼的改建能力，O形腿变直也不是没有可能（图32）。O形腿的形成主要是由于缺钙。我们的两条腿每天承受很大的力，而O形腿承受力的能力显然远远小于长得很直的腿，连你

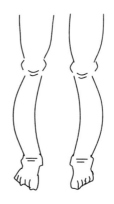

图32　这样的O形腿也能治好

的小腿的骨头自己也知道这样长不合理，只是没办法，因为缺原料。当你把钙和其他营养素给足后，它也会自动改建，可能只是需要的时间长一些，而且需要一些其他的辅助措施。

第三节　股骨头坏死

股骨头坏死也是骨关节疾病中一个很常见的病。吸烟、喝酒等不良的生活嗜好或用药不当等都可引发或导致该病的发生，至少是对此病不利。但当我们认识到它是一个慢性病时，就知道它的病因往往是不明显的或不鲜明的。这就是急性病和慢性病显著的区别之一。所以在治疗慢性病时，病因探究在很多时候就不是特别急迫的事，而应把治疗逆转放在第一位，同时把可能的病因排除一下就可以了。而急性病则不同，首先要去除病因，去除病因也是治疗的重要手段。股骨头坏死显然是一个慢性病，其病因较复杂，很少有像非典时大量使用激素后导致的股骨头坏死这样病因明确的病例，故采取有力措施逆转此病是最重要的。

医生已经意识到股骨头坏死与股骨头的血液循环障碍有直接关系，故采用手术的方法将血流较好的血管与向股骨头输血的原有血管吻合，以改善股骨头血液循环，这样可以起到一定的疗效。但股骨头坏死与两个因素直接有关——缺钙和股骨头循环障碍，故只有在改善股骨头的循环障碍的同时，补充足够的钙和其他营养素，才会达到很好的疗效。其实股骨头坏死并不难治，很多病例也无须动手术，使用营养素，尤其是对早期的病例，也就是股骨头还没有明显变形之前的病例，可以 100% 逆转，早期股骨头坏死的患者使用营养素，两周内临床症状就可完全消失。即使有一定的变形，营养治疗后，也可以正常生活。如果再辅以松解、矫正等众多辅助治疗方法，很多病例可以彻底逆转。

千万不要把我们身体里的"零件"轻易地扔掉，比如股骨头坏死后，去换成金属的股骨头，就注定一辈子都要使用这种股骨头了，再也没有逆转的可能了，因为你身体的修复能力不可能再帮到你，金属股骨头是不需要营养素的。类似的情况如心脏瓣膜置换，各种器官如肝、肾的移植，都应该非常谨慎。因为我们的身体真的是潜力无限，很多时候在我们认为没有可能时，身体自己却将它变成现实。中央电视台曾播放过这样一个例子：一个 16 岁的男孩，左下肢和左脚疼痛，肢体变黑，到医院去救治，医生诊断为"左下肢脉管炎"，建议截肢。但这个孩子死活也不肯截肢，就回家了，在家躺了十几年，结果他的左下肢又长好了，完好无损。那你想想，如果当初截了，怎么还会有今天的这条腿呢？只有不截肢，身体的修复能力才有机会把这种病治好。

第十五章

慢性肾炎能逆转吗

尽管慢性肾炎也属于慢性炎症的一种，但慢性肾炎与其他慢性炎症有一定的区别，其中最大的区别就是肾结构的不可再生性。肾的结构单位会坏一个少一个，不能再生，这就很危险。说明一旦有肾的结构单位被破坏，肾脏再回到正常时的功能贮备的可能性是零。这与肝脏形成鲜明对比，肝脏被破坏后，可以完全修复再生。故肾炎一定要早治，越早越好。

临床上治疗肾炎，更多地使用激素。激素治疗本身就不是从根本上逆转肾炎的方法，因为肾炎不是因为体内激素水平下降引起的，即使暂时将病情稳定住，也会看到一些患者多少年后患上尿毒症。也就是说，肾炎并没有真正逆转，炎症还在不断地在不知情的情况下蔓延。

营养治疗慢性肾炎，理论上可行，主要可以发挥以下几方面的作用：一是有助于减轻或消除慢性炎症；二是有助于修复肾脏内各种受损的细胞和结构；三是调节机体免疫系统；四是对体内各系统功能紊乱具有稳定作用。可见营养对慢性肾炎的治疗是多层次的、立体的。

从实际效果看，营养治疗越早介入效果越好，这也符合肾脏自身结构和功能特点。在很多情况下，除了营养配方，还需要医学方法的综合治疗，包括白蛋白甚至血浆的输入，以及纠正病人的水和电解质紊乱，但因为病人出现水肿情况而武断地采用利尿治疗的方法，不是好的思路。总之，在营养医学框架下的多种手段的综合治疗应该是治疗肾炎病人的好的思路。

在治疗肾病时，很多人包括医生对蛋白质的使用有所顾忌，认为本来肾就坏了，使用蛋白质会进一步损伤肾功能。这是没有必要的担心。首先，不管是不是使用蛋白质，患者每天都有尿蛋白，这说明尿蛋白与是否使用蛋白质无关。其次，大量蛋白质每天随尿液排出，身体处于低蛋白状态，很多器官的蛋白质会被抽调来转变成血液中的蛋白质，所以不补充蛋白质，全身各器官都会进一步受损，其中以肝肾受损最为严重。再次，尿液排出的蛋白不一定是你吃进来被身体吸收的蛋白质，因为身体要经过肝脏进行蛋白质代谢，合成人体需要的蛋白质。最后，有足够的蛋白质供给，才能平衡机体的免疫功能，修复损伤的肾脏。所以在肾功能没有明显异常的情况下，使用蛋白质不会对肾产生任何负面影响，反而会加速肾功能恢复和肾结构的修复。

第十六章
营养素使用中的误区

　　人类生产各种各样营养素的历史可以追溯到百年前，跟生产抗生素的时间很接近。今天在商场、药店、医院或直销企业，你都可以很轻松地买到一些含有营养素的产品。虽然买得轻松，但用起来并不轻松。因为许多人不清楚怎样使用营养素才是正确的。吃什么？吃多少？什么时候吃？我们面对营养素这个老面孔，既熟悉又茫然。也就是说，营养素不是什么新奇的东西，但上百年来，我们一直是糊里糊涂使用的。个别人用后身体好了，可能也不知是怎么好的。多数人用后效果并不满意，甚至让人非常失望，进而讨厌营养素，甚至气急败坏，破口大骂，说这玩意儿没用，是骗人的。不能正确使用营养素给人们带来的后果各种各样，一言难尽。

　　河北张家口的一位女士找到我，想请我帮她调理一下身体。她个头不高，面色灰黄，但人的整体气质很好。来的时候斜挎着一个很大的棕灰色帆布包。进了我的办公室，寒暄过后，她就把包拿下来往我对面的沙发上一倒，把一大堆各种各样的营养保健品倒到沙发上，并对我说她已经使用营养品三年多了，有一些健康问题好转了，但仍有很多问题折磨着她，如慢性鼻炎、头痛、头晕、失眠、便秘和高血脂等。我看到在那堆营养品中有一个细长的很漂亮的蓝色小瓶，呈葫芦状，就问她那是什么。

"中药，治失眠的，我不是失眠嘛。"

"你用它多久了？"

"快三年了。"

"治好了吗？"

"还没。"

"一瓶多少钱？吃多久？"

"200多元一瓶，能吃20天。"

"买营养素每月花多少钱？"

"3000元左右。"

"平时谁指导你用营养素？"

"我们那儿给我送保健品的。"

"他是做什么的？"

"不太清楚，据他朋友讲是很好的营养师，他自己也说自己是营养师。"

这位女士的经济能力还是可以的，她是做药品销售的，主要销售优生优育类的药品，如叶酸之类的。其实这些产品也属于营养素。我仔细看了看她带来的营养素，有一些是不适合她吃的，虽然她带来的品种不少，但要解决她现有的问题，还需要一些其他重要的营养素，但三年来她并没有使用。因为没有正确专业的指导，她根本不知道怎么用。我仔细询问她当时的情况，详细分析了她带来的各种化验单，最后给了她一个适合她的营养配方。她高高兴兴地走了，到我所在的城市边上的一个县城普及她的优生优育知识去了。五天后她又跑了回来，高兴地跟我说她的睡眠明显改善了。"好了就继续吧，都会好的。"我嘱咐她说。快到一个月的时候，那时她早已回到她所在的城市，有一天她打电话给我，向我报告她自己认为是天大的好消息，她的鼻炎症状已基本消失。

鼻炎很重的人多数都有一个症状，就是呼吸时通过鼻孔后部和咽喉部的协作，先关闭鼻孔后部，然后再突然打开，有一股气流喷出，同时发出"吭、吭"的声音。她说这个症状几乎没了，只是偶尔有一次，头痛头晕的症状也完全好了。她在电话那边激动得哭了，她说："王博士，你不知道，其实有时我觉得自己活得很没有意思，很没面子，活得很没有尊严，因为不管在什么重大场合，不管在多么重要人物面前，我这个毛病都管不住，总是忍不住'吭、吭'地发出声音。现在好了，我太高兴了。"我们也因此成了好朋友，她经常打电话来，很好奇地问我最近又解决了什么人的疑难杂症。

这样的例子很多，随处可见。河南洛阳一位抑郁症患者带着妻子坐了二十小时的火车来找我。他是看了我的书后认定我可以帮到他。他已经患抑郁症五年多了，其实他本来是一个非常棒非常坚强的小伙子。他曾经是特种兵，而且是一名优秀的特种兵。但祸不单行，在他退役的那一年，他的父母都因为癌症相继去世，他的女友也离他而去。为了给父母治病，欠下十几万的债务。在一次次的打击和重压之下，他病了——抑郁症。

五年来，他四处求医，他给自己那五年治病的经历做了"精彩"的总结。他说："西医说我精神出了问题，中医说我肾亏，信基督的人说我心中无主，信佛的人说我心中无佛，巫婆说我心里有鬼。"他接着说："吃西药，喝中药，信基督，拜佛，捉鬼，我都干过了，没用。"我说："你是营养问题。"他马上说："我吃了十几万的营养保健品，好多牌子的，没管事儿。"他接着说出一连串保健品品牌的名字。我听后非常吃惊，就问："你怎么花了那么多钱？而且用过那么多牌子的？你都成了试验田了！""没办法，我难受呀，而且他们都说能治好我的病，说吃了就能好。结果也没好，还欠下好多债。"

我感到他这种情况有点难办。因为这种事我遇到的太多了。太多的人用了一段时间营养素，抱着很大的希望，花了不少的钱，投入很高的热情，最后效果不理想，进而怀疑营养素，抱怨甚至辱骂营养素。听到或见到我是用营养素给大家调理时，索性连我也怀疑，认为我不过是一个伪装巧妙的骗子罢了。

　　面对他，我采取了迂回的策略。我问他："你坐那么久的火车来找我，你信我吗？""我当然信了，不信我们怎么可能花那么长时间那么多心思打听你的信息，不信你又怎么可能跑这么远过来找你给看病。"我说："那你能做到遵医嘱吗？否则治不好。""能。"他很坚定地回答。"那如果我还让你去吃营养素，你吃不吃？"他听后一愣，犹豫了一下，然后说："你让我吃，我就吃。"我这才松了一口气，跟他说："好，你能这样说，你的病就好了一半了。"

　　我对他的情况和检验结果进行了专业分析，给他制订了一套我认为适合他的方案，他充满信心地回去了。他果然没让我失望，不愧是特种兵，坚决执行了我给他的方案。他还定期向我汇报情况，然后我再制订一个新的方案给他。我也没有让他失望，现在他们一家三口过着幸福快乐的生活。

　　我认为，要想正确使用营养素，首先得懂人体是怎么回事。我们身体的每个细胞、每个器官、每个系统的功能状态是什么样的，它们需要我们做什么才能帮到它们，懂到这个程度时，才会正确使用营养素。所以毫不夸张地讲，如果我给出一个营养方案，其实不代表我的个人意志，而是对方的身体告诉我该给他什么就给他什么。这就叫懂车就会修车，懂人才会"修人"。

　　这样说你就会感受到其实营养素的使用是一个非常专业的问题，需要具有营养医学专业知识的人才能做到。必须通过专业知识分析你的身体情况，才能进行专业指导，做到缺什么就给什么，缺多少就给多少，什么时候缺什么时候给。之所以大多数人使用营养素效果不尽如人意，是因为缺乏专业指导。

为什么会出现这样的问题？就是因为很多人都缺乏关于营养素使用的专业指导。

道理很简单，但没有相应的理论。看看今天的医疗体系你就明白了。全世界有那么多的制药企业，每天都生产数量惊人的药品，药品生产属药学，制药企业把药品生产出来，全世界又有那么多的病人等着用药，为什么这些病人不直接去药厂买药来用呢？因为药厂和病人都不知道如何正确使用药品。为了指导病人正确使用药物，世界各国每年都会培养大量的医生，为了让这些医生有一个良好高效的工作环境，各国又建了不计其数的医院。从这个角度讲，可以把医学简单地理解为正确使用药品给病人治病的学问。当然这不是医学的定义，只是为了说明医学的角色。所以医疗体系的主线是由两大科学组成的，即药学和医学（图 33）。

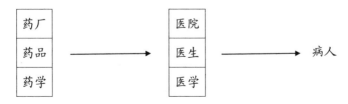

图 33　药品与病人的关系示意图

　　我们再看看营养素的情况。营养素的角色比较独特，很多制药企业也生产营养素，如医院中的脂肪乳、白蛋白、氨基酸、维生素、矿物质等都属于营养素，另一方面，营养素本质上又属于食品。不管营养素的产品形态怎样，其本质都属于食品。因为绝大多数营养素都是从食物中提取出来的。现在的问题是，制药厂或保健品厂生产出来的营养素由谁来指导使用？你看看自己或想想身边的人使用营养素的情况就知道了。在营养素和病人或想保健的人群之间，经专业指导使用营养素的群体还比较少（图34）。

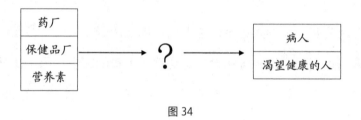

图34

　　药品被生产出来后由医生专业指导并使用出去。这也是尽管在身边的药店可以买到药，但得病后我们还得去医院的原因，因为自己买了也不会用，得去找专业的医生。而营养素被生产出来后，被你直接买回去使用，没有专业人员指导，你觉得可行吗？

　　为什么没有专业人员指导呢？因为尽管营养素在这个世界上有近百年的历史，但没有像医学那样的理论体系支持它。笔者认为因为没有成熟系统的理论，所以谁也说不清楚营养素到底该怎么用。这也是尽管营养素的生产历史比很多药品还久，但一直发展不起来，一直不能被社会广泛认可的原因。伟大的理论指导伟大的实践，没理论，怎么谈得上实践？怎么谈得上根据？营养医学的诞生必将开创营养素使用的崭新局面，必将给营养素的使用和发展，给人类的健康事业带来一场彻底的革命。就像医学对药品使用的理论支持一样，营养医学的一个重要内容就是对营养素使用的理论支持。它为营养素的使用奠定了坚实的理论基础，并为现代营养学与医学的发展、融合提供了一个广阔而自由的平台（图35）。

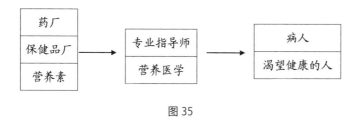

图35

什么是专业指导呢？因为营养医学的最高境界就是因人而异的个性化指导。不同的病，可能方案相同，因为虽然疾病的外在表现不同，可以表现在胃，也可以表现在肝，也可以表现在头发，但只要根源相同，方案可能相同或相近。相同的病，方案可能不同，因为病因、发病机理都可能不同，方案就可能不同。同种疾病，在不同阶段，方案也会不同。因此营养医学最能体现"法无定法"这句话。

有朋友曾给我打电话说："你写的书好是好，但是没写完。"

我说写完了，他说："没写完，因为没配方。"不是我不想给配方，是因为在这个世界上不可能有一个或几个配方就可以通治百病。营养医学的大忌就是不顾对方身体的情况差异，而异想天开地给出一个配方。这样很可能使对方从一种营养不均衡状态变成另一种营养不均衡状态，同样会造成伤害。

真正的专业指导是实事求是的过程，是根据对方身体的整体健康状况进行的。通过采集被指导者的各种与整体健康有关的信息，如一般状况、症状和体征等，针对这些信息进行分析和评估，然后指导对方去医院做相应的检查，得到检查结果后再进行一次全面的分析，最后给出一套调理方案。接下来，随时跟踪被指导者的健康走向，并监控他的各种变化，根据被指导者的变化，适时调整方案，一路呵护他走向健康的最高境界——身心合一。

从这些你就可以理解另外一个问题，就是营养素与药品一样，不能随便买卖。我经常讲医生不是卖药的。因为我学了那么多年的医学，从大学到博士，再到日本留学，十几年的时间，从没有学到过与药品销售有关的知识，都是学习用什么药解决什么样的病。其他的医生也跟我一样，都没学过药品销售，我们医生不是卖药的，人家药厂有专门的药品销售人员，药品在我们手里是工具，而不是商品，用这些工具给病人治病。营养素也同样是这个道理，营养素是我用来解决别人问题的工具。

我是医学专业出身的指导者，而不是专业卖营养素的。二者有着本质的区别。当一个医生想从药品销售获利时，药品在他手中就成了商品而不再是治病的工具。他就会以药品销售为目的而狂开药品，滥用药品，把自己变成卖药的。当一个人以卖营养素获利为目的时，他就会变得疯狂，就会尽可能地多开营养素，而不考虑对方的身体是否需要。所以，营养医学要讲究境界，就像医生不能随便乱开药一样，营养师也不能随便开方子推销营养素。

北京一位三十多岁的女士打电话找到我，请我给她远在太原的父亲开一个营养方案，她父亲是胃癌，很严重。正好我当时在北京机场候机，她特意驱车赶到机场见我，我问明她父亲当时的情况，然后给了她爸一个营养调理方案，只有三种营养素。她一看我给的方案就急了，非常生气，因为在见到我之前，广州的一位营养素的销售也请他们的一位营养师给她爸开了一个营养方案，一共十一种营养素。她说："王博士，你是真心为我好，他们是为了卖东西。"

我每天小心翼翼地给出方案，精心指导每一位被指导者，我珍惜每一天的工作。因为我最清楚从医二十多年来，能走到今天有多么不容易。所以我不想因为我的疏忽、我不正确的想法和做法而毁了这条路。对于自己倡导的理论，理所当然地，我更应该是一名虔诚的卫道士。

第十七章
纤维化、器官硬化可以解决到什么程度

对慢性炎症，你已不会陌生了，因为这本书中反复提到这个词，它是我们人体最常见的一类疾病。如慢性鼻炎、慢性鼻窦炎、慢性支气管炎、慢性胃炎、慢性胃溃疡、慢性肠炎、慢性肝炎、慢性肾炎、慢性盆腔炎、慢性宫颈炎等。慢性炎症本身并不可怕，很多时候你甚至毫无感觉，但由慢性炎症引起的两大疾病足以致命。慢性炎症可能导致癌症，这在前面已经论述。慢性炎症导致的另一类致命性疾病就是器官纤维化、器官硬化（纤维化是组织学上的称呼，就是纤维组织增多了；硬化是感觉上的称呼，纤维组织越多，器官越硬，所以称为硬化）。

能够反应器官全部或部分功能的细胞被称为这个器官的实质细胞。如肝细胞就是肝的实质细胞，肺泡细胞就是肺的实质细胞，胃黏膜上皮细胞和黏膜内的腺体是胃的实质细胞，等等。慢性炎症发生时，这些实质细胞的生存环境逐渐被破坏，它们活得很艰难，之后会萎缩消失甚至直接死亡，导致这些器官内实质细胞的数量锐减。慢性萎缩性胃炎也有这样的发展过程。慢性萎缩性胃炎由慢性表浅性胃炎发展而来，就是因为炎症破坏了胃黏膜内腺体的生活环境，导致腺体逐渐消失、胃黏膜变薄而得名。使用营养素，可以使慢性炎症消退，黏膜腺体的生存环境得到改善甚至完全纠正，消失的黏膜腺体可以再次再生出来，这样慢性萎缩性胃炎就可以逆转。

慢性炎症导致器官硬化是临床各科患者死亡的主要疾病。如呼吸内科的肺心病、消化内科的肝硬化、肾内科的尿毒症、血液科的骨髓纤维化，其本质都是在慢性炎症或慢性损伤前提下发生的器官纤维化。尽管发生器官和部位不同，但从本质上讲都是一种病——器官纤维化，而它们也跟我们常见的疤痕有相同的发生机理。

为什么慢性炎症或慢性损伤会导致纤维化呢？其实纤维化是人体自身修复的一种方式。尽管很多人包括绝大多数医生视之为洪水猛兽，但以纤维化的方式进行自身修复也是人体的一种自我保护措施，是人体不得已而为之。人体的修复有两个境界，最理想的修复方式当然是把损伤的部位修成原样，达到天衣无缝。比如一些肝细胞死掉了，那就按照原有的组织结构和细胞形态再长出一些新的肝细胞，把原来的缺损修好，这是最理想的。但有两种情况不能原样修复，而只能以纤维化的方式修复。一是本来可以原样修好，但长期原料供给不足或感染，不但导致原有的损伤不能修好，而且损伤范围会不断扩大，最终难以原样修复。身体各器官的大小形状早有定数，身体是不允许有损伤而不修复的。所以想方设法也要把那些缺损修上，在没有原料（即营养）或营养不足时，或被感染后，身体只好启用另一种境界比较低的修复方式，就是纤维化。这就有点像你家墙坏了，出现一个洞，最理想的解决办法当然是搬来砖，运来沙石料，将墙原样修好，可你没有砖和沙石等，你只好搞团纸或破布把那个洞先堵上凑合。二是损伤范围过大过于严重，已经超出了原样修复的能力，没办法，只好以纤维化的方式修复，如大面积严重烧伤和又深又长的手术切口等。

从上可知，纤维化就是人体不得已而为之的修复方式，是没办法的办法。当你把原料给足后，身体会对这种不理想的修复进行重新修复，使之尽可能地恢复原有的结构和功能。徐伯在八十多岁时患有严重的肺心病，当时病情已非常严重，右心衰竭，全身水肿，医院下了两次病危通知书。使用营养素后，到今天已经又多活了五年多的时间，而且在这五年中，再没有因为肺心病而住过一次医院。

在纤维化能不能再重新修复这个问题上一定会有很多的争论，不要怕争论，争论是一件好事，因为科学就是在吵吵闹闹中得到发展的。以今天医学的知识判断纤维化、器官硬化的治疗前景，一定是暗淡的，器官硬化被医学认为是不可逆的。临床那些肺心病、肝硬化和尿毒症患者的最终结局似乎也证实着医学的看法是正确的，即纤维化是人体不可逆转的疾病，这些患者的死亡率几乎是 100%。但从营养医学的角度看，这些疾病的前景一片光明，逆转率会很高，除非那些非常严重的病例，即那些已经不给身体修复时间的病例无望治好外，其他的病例都极有可能逆转。理由至少有二：第一，器官具有原位再生的能力。一个器官应该长成什么样，在胚胎时期就有"图纸"可遵循，而且这种信息一直伴你终生。从动物实验也可以证实这一点，比如将肝脏切去 70%—80%，残余的肝脏可在 3 周（大鼠）至 8 周（狗）内就长到原有肝脏大小，而且长到原有大小后，肝脏就停止生长了。切去 70%—80% 都可以再按原样生长完整，你觉得一些区域的纤维化不能修复吗？第二，胶原纤维可以被分解。所谓的纤维化就是由胶原纤维等结缔组织填充缺损的组织，很多人认为胶原纤维一经产生，就很难再被消除。其实你看看骨的改造过程就知道了。骨组织就是由胶原纤维和矿物质组成的，胶原纤维就像芦苇编的席子，一层席子上撒一层以钙为主的矿物质，再加上一层席子再撒上一层矿物质。骨组织就是这样的结构。那么在骨的改造过程中，就要消耗掉一些骨组织，在这一过程中当然要分解大量的胶原纤维。在骨的改造过程中，这是很自然的事，没什么难的，这个工作主要由一种叫作破骨细胞的细胞来完成，而破骨细胞是一种巨噬细胞变来的。全身各处都有巨噬细胞，所以分解掉任何组织上的胶原纤维都应该不是难事。

提到疤痕你往往就不陌生了，你甚至知道什么营养素消除疤痕最有效，那就是维生素 E。天然维生素 E 会使手术切口平滑愈合，会让烧伤的皮肤恢复得近乎完美。我相信很多朋友在读这本书时，总想问为什么这些营养素会有这样的作用，例如天然维生素 E 为什么会有消除疤痕的作用，总想了解得更深入一些。其实深入探究时我们可能就陷入一个漩涡，如果把"天然维生素 E 为什么会有消除疤痕的作用"这个问题搞清楚了，那么医学科学都将是一个天大的进步。因为细胞内的变化太复杂，细胞之间的联系更复杂。我们看到维生素 E 有很好的消疤作用，那么维生素 E 是通过哪些途径实现这一作用的？答案是降低细胞耗氧量，改善局部血液循环，抑制生成纤维的细胞产生胶原纤维，等等。这样的答案，似乎是给出了答案，但其实根本没说清楚，例如，维生素 E 是怎样抑制生成纤维的细胞生产胶原纤维的？是作用在哪里？启动了细胞的哪些反应？是通过维生素 E 直接作用，还是通过其他细胞对生成纤维的细胞施加作用？其他细胞会有哪些反应？细胞内的各条反应链是怎样进行的？如何调动基因？这类问题无穷无尽，而且都很棘手，很多至今都没有搞清楚。所以对于我们一般人来讲，还是只看结果更好一些。当然这只是笔者私下的浅陋认识。

从天然维生素 E 对疤痕的近乎完美的修复作用，我们对各种硬化症的治疗就有信心了，因为肺心病的肺部病变、肝硬化、尿毒症的肾脏病变，本质上都是在慢性损伤的基础上形成"疤痕"，所以维生素 E 和其他营养素的使用会从根本上解决这些致死率极高的疾病。尤其是在肺心病、肝硬化和尿毒症的早期，效果极佳，甚至会无限期延缓这些病的继续发展。肺心病的肺部病变、肝硬化的肝脏病变都会向好的方向发展而不是走向恶化，肝硬化甚至可以达到完全逆转。而尿毒症要困难一些，不可能完全逆转，因为肾的结构单位不能再生，只能尽可能地保住未受损和可以修复的肾的结构单位。从营养医学的角度看，真正威胁生命、最难逆转的疾病不是心脑血管疾病、糖尿病和癌，而是晚期肝硬化和晚期尿毒症。但也不是一点生存的机会都没有。

总之，硬化症，包括全身各器官的纤维化都有逆转或完全缓解的机会，原则是越早使用营养素，逆转或完全缓解的概率越高。

第十八章
睡不着（失眠）与睡不醒

　　失眠是一种让人很痛苦的疾病。至今，人类一直是日出而作，日落而息。正是在这一循环过程中，身体形成了一整套生物钟。不同时段，身体各器官的功能状态不同；不同时段，身体里各种激素及其他一些物质的产生、分泌都有所不同。而失眠打乱了这套生物钟的节律，会导致身体各器官系统出现各种问题。

　　人为什么要睡觉呢？最主要的原因是人体各器官系统需要自我修复和功能状态的调整。从早上一睁眼醒来，你身体的各器官系统就只有一个任务，就是全力以赴支持你的各种活动和情绪，包括你的走、跑、跳，你的思考，以及你的喜、怒、哀、乐、悲、恐、惊等。这是一项非常复杂、非常繁重的任务，即使各器官系统自己受到一些伤害，它们都没有时间顾及自己。睡眠正是给它们时间让它们解决自己的问题，以便第二天更好地支持你的各种活动。正是因为这个道理，才有在充足睡眠后神清气爽的感觉。睡眠不充足，会对全身产生影响。你的大脑就得不到很好的休息，就会头脑不清、头发蒙；你的肝得不到休息，脾气就不好，容易烦躁；你的心脏得不到休息，就会出现心慌；你的肌肉得不到休息，就会感到疲劳，容易气短、胸闷。长期失眠，包括不按时睡觉熬夜的行为，会对身体里很多器官造成长期慢性损伤，这种损伤会造成很难逆转的疾病。比如心脏的慢性耗损，会导致一些心肌细胞萎缩、消失，在早期是不会表现出什么症状的，但这是一个从量变到质变的过程，一旦症状显现出来，再治疗就困难了，因为那些死去的心肌细胞不可能再长出来。

可见失眠是多么严重的健康问题。失眠从小就可以发生。很多小孩儿甚至新生儿夜里哭都是因为失眠，很多小孩儿脑后一圈头发消失（医学上称为"枕秃"）也是与失眠或睡不踏实有关。孩子很小，还不会走，他睡不着觉又不能像你那样起来干点什么，他只能躺在那里摇头晃脑，因为睡不踏实迷迷糊糊晃脑袋或翻滚，久而久之，枕秃就形成了。也就是说，枕秃是孩子用头和枕头不断摩擦形成的，你想想孩子得多痛苦。小孩子失眠主要是因为一些营养素的缺乏。而大人的失眠情况就复杂一些，但仍以营养缺乏为主。绝大多数失眠的人在用上营养素后，最快起效的患者三天之内就可以熟睡了。但也有个别人效果不是很理想，主要原因在于这些人的性格类型、工作性质、心理问题等。性格比较敏感的人，遇到一点小事就放不下，什么事都往自己身上揽，人家无意中的一句话也会想是不是在说我。工作千头万绪杂乱繁重，每天要考虑很多事，内心世界不安静等，都会影响到睡眠质量。这些人也是最容易发生所谓更年期综合征的高危人群。

药物不可能从根本上解决失眠问题。很多人一开始吃半片安眠药，逐渐不得不加到一片、两片、三片、四片甚至七八片，仍然睡不着。服用治疗失眠的药物仍无济于事。这是很容易理解的，就像小孩子饿得睡不着，你不给他吃的而是打他，强迫他睡觉，效果一定很差。药物不但不能逆转失眠，还会导致肝脏严重受损，使人对睡觉产生恐惧心理。

补充营养素是给机体提供原料，是逆转失眠最合理的方法。睡得着觉的人根本无法体会失眠人的痛苦。一位六十多岁的老人，因为睡不着觉已经到过很多医院就医，但一直效果不佳。在她找到我时，已经连续三天没有合眼了，她拉着我的手，那种恳求但又无助的眼神，那张苍白且浮肿的脸，那一头蓬乱的白发，让我至今记忆犹新。在我的指导下，她使用营养素不到一周的时间就解决了问题。

我的学生小马在给妈妈打电话时，母女两个在电话两端痛哭。妈妈的负担很重，要挣钱供她和弟弟上学，白天的劳动量很大，可夜里又睡不着。她的妈妈实在受不了失眠的折磨，想自杀。使用营养素后，她的失眠轻松简单地逆转了。营养素治疗失眠的疗效有时甚至让我觉得有点不可思议，因为它不光是安神和保持神经系统的稳定性，还有极好的解压能力。

胡女士的爸爸被怀疑得了肺癌，在医院就诊等待最后确切的诊断结果。这种等待跟等法院判决是否是死刑的感觉差不多，因为一旦诊断成癌那就是九死一生，你说他的心理压力有多大。即使在这种情况下，仅使用营养素三天，他二十多年的失眠就消失了。

好的睡眠质量应该是躺下很快入睡，该醒时就醒，而且醒后全身轻松，有睡一宿觉很过瘾很解乏的感觉，睡醒了非常精神，神清气爽。但有一些人不是这样，他们不是睡不着而是睡不醒，每天觉很多，总也睡不够，白天睡夜里也睡，早晨醒后还想睡，躺在床上不愿起。白天工作时容易头脑不清，记忆力减退，容易忘事等，这些都说明你的身体处于透支状态。所谓透支，其实就是营养素供应不足的后果。这种现象极普遍，我在给医科大学的学生上课时经常看到，一宣布下课，很多学生都趴在书桌上睡觉，这是典型的营养不良的表现。

第十九章
逆转更年期综合征和女性的保养

　　很多人五六十岁甚至七十岁后所患的精神疾病都与更年期综合征有千丝万缕的联系。

　　更年期综合征是多发生在四五十岁左右的一种疾病。患者性情不稳定，易发脾气，情绪易激动，手足甚至全身肌肉震颤，失眠，盗汗，心慌，面色潮红，腰酸背痛……现在要考虑的问题是，如果三十多岁的人出现这种症状应该叫什么病呢？二十多岁还没有结婚的人出现这种症状呢？几岁、十几岁的孩子出现这些症状呢？在这些人群中也有这样的病例，只是数量少些，症状不如五十岁左右的人那么典型，都叫更年期综合征？这个叫法显然不合理。

　　更年期综合征绝对不是卵巢功能不足引起的，充其量是引起其发作的导火线。当看到孩子们在多种营养素缺乏后出现的情绪不稳定、易发脾气、失眠、盗汗等表现后，我就悟到"更年期综合征"还不如改名叫"营养缺乏综合征"。

　　刘医生是一位很棒的儿科专家，医术精湛，对医学的悟性很高，很多家长都专程找她来看病。当我们第一次见面时，我就觉得她医德高尚，很了不起。因为她自己患有严重的更年期综合征，尽管以前修养极好，可现在脾气暴躁，科室里谁都不敢惹她。但她在回答带孩子来看病的妈妈的问题时，连续重复五遍竟然都不着急，太了不起了。她很有爱心，知道自己身体很差，力不从心，但她的原则仍是能帮助多少人就帮助多少人。她能接受营养素的治疗也应该说是上天对她做好人的一次回报，仅两周的时间，原来各种典型的更年期综合征的表现就都消失了。

为什么女性更年期综合征的发病率比男性要高很多呢？我认为这与女性的人生经历有关。女性一生中有几关要过，这几关都是需要大量消耗营养素的。

第一就是女性往往性格敏感，心眼儿小，心思重。心情不佳会损耗你身体里大量的营养素。女性和男性释放情感的方式不同，其实这不是性别造成的，而是社会造成的，因为每个人从出生就不可能逃脱社会环境对你的塑造。比如男孩子从小越淘越招人喜欢，很大了还光着屁股跑。而小女孩越乖越招人喜欢，所谓的乖就是要穿得很整齐、很干净而且行为很规矩，所以长大以后处理情感上的问题的方式也不同。男人不高兴就找几个朋友，喝点酒，聊聊天，说说不高兴的事，以沟通的方式来解决。而很多女人不高兴还得干活儿做家务，越生气越干，越干越生气。奢侈一点的方式是去逛街购物，可回来后可能还要面对那些令人烦恼的事情，因此都达不到很好的释放效果。

第二就是每月的月经。虽然有人说月经带动了女性体内的新陈代谢，使女性不易衰老。但一个不可回避的问题就是每月的月经会消耗女性体内大量的营养素。因为流出的经血和脱掉的子宫内膜都是由大量营养组成的。脱掉的子宫内膜原本是为了怀孕用的，是供胚胎生长的地方。你想想，这样的地方是不是应该很棒？它非常松软厚实，含有丰富的水分和各种营养素，有大量的蛋白质、维生素和矿物质。结果因为没怀孕，就白准备了，脱掉了。如果不对月经时期的营养流失进行有意识的补充，易导致女性慢性营养不良。

第三是怀孕生孩子。怀孕前、怀孕中、生产时和产后，女性都需要大量的营养素支持，因为孩子就是由营养素组成的。但极少有人主动地、有意识地、积极地补充营养素，这就导致孩子从母体抽取营养素，导致孕妇或产妇出现严重的营养缺乏（在第二十一章《优生优育》中会进一步讨论）。

第四是哺乳。我们都知道牛奶很有营养，对于孩子来讲，母乳比牛奶更有营养，是产妇牺牲自身的营养素产生的，因此哺乳期间同样需要良好的营养支持。

第五是卵巢功能衰退、停经。在这一时期，身体会因为内分泌等多系统功能紊乱而有一个大的调整，以适应一些器官的功能衰退给身体带来的影响。试想想，你搬个家还得花点钱呢，别说这种大调整了，这种调整需要大量的营养素。

不管在哪一关，只要营养素缺乏到一定程度，更年期综合征的症状都会出现。因为男性没有这几关要过，所以男性更年期患者比女性患者要少很多。但男性也可以出现，因为男性以其他方式消耗营养素的情况也很多。

女性朋友可以想一想，你的一些更年期的身体状况可能不是到四五十岁后才出现的，可能从产后就开始了，而且是越来越重，到四五十岁卵巢功能衰退时，对你总体营养缺乏进行了一次大总结，就把各种症状都表现出来了。当把营养素给足后，一个人可以经历更年期（卵巢功能衰退），但可以不经受更年期综合征的折磨。

一个人卵巢功能衰退的时间也与营养素缺失与否有直接关系。营养素不缺乏的人，卵巢功能可以延续到五十多岁甚至六十多岁，这与人的一生中的营养状况都有关系。

医生极少使用营养素来治疗更年期综合征，而是用各种各样的药物来缓解症状，这就给患者留下了很多后遗症。很多人心情、情绪一直不稳。一些人更年期综合征症状严重，心情沮丧，逆转无望，出现抑郁表现，甚至选择自杀。另一些患者也为日后各种精神病的发作留下了隐患。很多患者很可怜，绝望、失眠等症状一直持续到离开人世。

以上论述不可能面面俱到，但笔者希望给心理疾病、精神病患者的治疗提供一些可能的思路。他们实在太痛苦了，因为精神上的痛苦远不是肉体的痛苦所能比的。

　　精神、心理疾病的治疗也需要给患者提供一个积极向上、快乐的环境。有一次，我们七八个大人围坐在桌旁聊天，而一个小男孩在旁边大哭，他哭得很凶，可能是因为看到我们没人关心他为什么哭，所以就哭得更厉害了。其中一个人讲了一个笑话，非常可笑，围坐在桌旁的所有人都爆笑起来。那个正在大哭的小男孩看到我们大笑，也跟着大笑起来。这就是环境的力量，是我们把快乐的氛围传染给他的结果。我们把一个抑郁的人带入一个快乐亲和的环境，让他参与，对他的治疗极其有益。而精神病院的环境则太不理想了。我的一位朋友聊天时说到，精神病院里都是各种各样的精神病人，相互之间除了互相学习精神病的思维方式，当精神病人的技巧，如何跟医生周旋，如何把自己培养成十足的、合格的精神病人外，其他的什么也学不到。一个心智正常的人进入那样的环境也会很危险。

第二十章
精神疾病和自主神经功能紊乱

　　真的不要小看营养学，太多人把家中"科学饮食"视为营养学，把医院的营养配餐看作营养学，其实它们不过是营养学中的冰山一角，只有把营养学上升到"营养医学"或"营养治疗学"的高度，真正用营养学的知识维护健康，治疗疾病，才能还营养学以本来的面目。而且笔者认为营养医学比营养治疗学的称呼更贴切，因为前者涵盖的内容要广泛得多。通过这本书，你可能觉得营养学很简单。是的，营养学有简单的一面，只要你张嘴把营养吃进去，你就已经在用营养学维护健康了。但营养学也有极其复杂深奥的一面，营养学非常博大精深，复杂到人体有多复杂，营养学就有多复杂。

第一节　精神疾病并不难治

　　营养学渗透到你生活中的每一个细节，你的一个眼神、一个笑容、一个表情、一个动作、一个想法都跟你体内的营养有千丝万缕的联系。表面上看，生活中似乎有很多突发事情，很多人认为是偶然事件，其实生活中几乎没有偶然事件，全是必然。比如撞车，怎么撞的是你而不是别人呢？一定是你对周围事物的感知能力下降了。还有人说他没注意正想事呢。过马路为什么不注意？人什么时候最容易注意力不集中（俗称"脑子走神"）？就是在营养跟不上消耗的时候。足球比赛刚开始时，队员个个精神抖擞，非常活跃，见球就追；而下半场快要结束时，个个体力严重透支，球从他身边过都反应不过来，解说员会说某某队员注意力不太集中。再想想我们自己，当我们疲劳很累的时候，别人跟我们说话我们可能根本听不进去，很快脑子就想别的去了。

营养缺乏时，你的想法都会出问题，会出现很多稀奇古怪、消极的想法，遇事容易想不开。一位患有严重腰腿肩颈疾病的大姐找我给她做营养指导，她还不到六十岁，颈椎和腰椎都有些强直了。她跟我聊到一个问题：她以前到骨关节病的专科医院去治疗时，曾经有过很奇怪的想法。这种想法让她很恐惧，就是她到医院去看病时，那个医院的大楼很高，在爬楼梯时，她一边爬一边想："我要是从这儿跳下去会不会摔死呢？"有时甚至会停下脚步向下看看，测测高度，甚至有一点想试试的冲动。当她把这个奇怪的想法说给其他病友时，她发现有很多人都有类似的想法。这也是营养缺乏的表现。

有一位感觉自己身上长虫子的朋友被我"捡"到。她的故事更有代表性。五年前的一天，她去爬山，爬到半路时突然想去方便一下，可是又一时找不到卫生间，没办法就到路边把问题解决了，但当她站起来时，感觉不对了。她突然感到有虫子进入她的身体了，就赶快到医院去治。医生还以为她体内真的有虫子，就给她用杀虫子的药物，连用了三个月，她还说有虫子，就又用了三个月，她还是说有虫子，医生也有些明白了，说她是精神问题，不是虫子问题。但她不信，明明是虫子问题，怎么说是精神问题，她就接着"折磨"那个医生和其他医生。两年后，那个医生终于急中生智，想出一个很妙的主意，告诉她我们医科大学有一个寄生虫教研室，那可是全省最会治虫子的地方。她信以为真，就跑到医科大学的寄生虫教研室，正好碰上张教授。张教授一听，就开始给她讲各种各样的虫子。这个虫子会让人得什么样的病，有什么症状；那个虫子会让人得什么病，有什么症状；还带她去标本室看虫子，这个虫子长什么样，那个虫子长什么样。花了两个多小时讲完了才想起问她身体里的是什么虫子，她说她也不知道。张教授一听就说："那不行，你得让我们看到你身上的虫子，我们才会治。"这句话她听懂了，回家后，只要是她觉得身体哪里一动，就觉得是虫子在动，就拿剪子剪，然后把剪下的组织送到寄生虫教研室检查。结果，哪里有什么虫子，都是她身上的肉或分泌物，就这样又折腾了两年多。

寄生虫教研室的老师在和我聊天时提到这个人，我一听就赶快要求她们把她介绍给我。等到她再来送东西检查时，我们见面了，她一边讲她的这一段经历，一边流眼泪，诉说她的痛苦。她讲完后就问："王教授，你相信不相信我身体里有虫子？"我说："你这就是有虫子，没虫子你不可能会成这样。"她一听就来了精神，五年来终于找到一个知道她身体里有虫子的"高手"。她请求我给她治疗，我建议她用营养提高机体免疫力，通过自己身体免疫能力的提高，让免疫系统把虫子杀死。她一听有道理，事实上我是想让她把杀虫药停掉。一天吃两种杀虫药，每种各吃十二片，这样已经吃了几年的时间，对她的全身各器官尤其是肝的伤害太大了。

她采纳了我的建议，开始停药并服用营养素，三周之后再见到她时，她高兴地告诉我她可以跟别人吵架了。而在这之前，一个四十岁左右的女人，别人说她一句，她都反应不过来，你想想她当初有多可怜。初见她时，目光呆滞，思路不清晰，反应慢，语速也慢，面部基本上没什么表情，即使叙述到伤心的地方掉眼泪时，面部的表情也很麻木。第三周再来的时候，她的表情丰富了许多，开始有了笑容，眼睛也开始有神了，看上去心情好了很多。但看得出来，她还没有恢复到正常状态，对身体里虫子的活动仍然很关注、很敏感、很担心。等到一个半月时，再见到她，她已经基本上恢复了常态，说说笑笑，轻松自如，两眼神采飞扬，思路清晰。并告诉我她现在入股和朋友开了一个棉纺厂，到全国各地收棉花时，她还负责跟他们谈判，讨价还价。到两个月时，我才告诉她，她的问题根本不是虫子闹的，她的身体里从来就没有虫子，而是因为营养缺乏。当人体缺乏某些营养时，很容易会产生各种各样古怪的想法和异常的感觉，医学上管这种症状叫"躯体感觉障碍"。她的病也不是因为爬山方便时虫子进入身体，而是因为她的身体已经到了要发病的边缘，如果不是去爬山也会因为其他事情而找一个借口发病。到这时她接受了我给她的解释，而且很认同，终于明白了自己的问题所在。在营养治疗过程中，没有使用其他的任何药物治疗和辅助治疗手段。

同样，各种各样的精神问题都是以营养缺乏为基础的。因为精神压力是需要缓解的，而缓解这些压力的手段只有两个：营养素解压和有效的沟通，两者缺一不可。两者中以补充营养为基础。有一个朋友，他的妻子和弟弟的媳妇吵了一架，非常生气。他妻子的性格是比较内向的，生气就自己"享受"，也不跟别人讲，结果症状出来了：胸闷气短，心慌，全身乏力，没有食欲，吃不下饭，睡不好觉，头晕，背痛，情绪不稳，烦躁。朋友一看非常担心，就说找我看看。因认识不久，可能觉得不好意思，结果妻子就说先去医院查，查出问题后再来找我。两个月的时间，先后去了五个大医院，一边检查一边治疗，状况越来越重，还出现了发烧。等到找我时，两口子都已经到了崩溃的边缘。当时她一个上午就在家哭两次，发愁而且越治越感觉没希望。我同样没有借助其他的治疗手段，指导她进行营养调理并进行一次心理疏导，只两周的时间，她的所有问题就全部解决了。

我们每天都会遇到各种各样的事情，而一些事情还没想明白、没看开就把它们放过去了，这样很危险，这些事情不会消失得无影无踪，它们会进入我们的潜意识。潜意识的问题要重视起来，它有时会严重干扰我们的行动、情绪、思维方式等，甚至会决定你的成败。例如，在一场比赛中，某个队本来能力很强，有绝对把握战胜对方，但赛前在思想上轻敌了，上场后这些队员动作迟缓、技术动作不到位，即使是在落后的情况下，也提不起精神，最后输掉比赛。按道理讲，都快输球了，该拼命了，他们表面上看也不再轻敌了，但就是打不起精神来，为什么？是因为在潜意识里没有解决这个问题，是潜意识在作怪。

人的意识状态可以归为两个层面：一个是我们可以随时进入的意识状态。医学上没有给我们清醒时的意识状态起个什么名字，只做一个描述，如意识清醒等。为了便于理解，我帮你给这种意识状态起了个名字，你可以称之为"常意识"或"明意识"。另一个与之相对应的就是潜意识。现代生活节奏加快，各种各样的问题充斥在我们周围，困扰着我们的很多事情还没想明白，紧接着下一个事情或问题又来了，这样就会让一些有负面影响的问题沉积下来进入潜意识，从而在这个层面上发挥作用。

很多人经常心烦、不愉快，却说不清是什么事引起的，最有可能的原因就是潜意识在作怪。如何解决潜意识的问题呢？这就要经常检讨自己的内心世界，就像看一本书那样，如果有一些页没看就翻过去了，一定会妨碍我们对整本书的理解。怎么办呢？要重新一页一页地翻，看哪一页没读过，要找出来把它读明白，再去读下一页。对待潜意识的问题也要这样做。是哪些事情在暗中干扰你的情绪？要一个一个地找出来，把它想明白，才会释然。想一想药物能帮你看开一件件原来没看明白的事情吗？

　　精神疾病的发生往往也是一个渐进过程，也有亚健康状态——精神疾病的早期阶段，是一连串的事情逐渐给精神压力的过程，只是此时没有明显的精神症状。各种各样程度不同的打击对精神不断施加影响，最后因为某事而引发出症状来。看过电影或话剧《祥林嫂》的人，想想祥林嫂的"发病过程"就可以体会到一些精神疾病的演变过程。祥林嫂命很苦，跟她的第一任丈夫没过几年，男人祥林就死了（一个打击）。结果她被婆家卖给了第二任丈夫贺老六（又一个打击），还好，贺老六人不错，对祥林嫂也很好，他们还生了一个可爱的孩子，她内心的创伤得到一定的缓和。不料好景不长，贺老六又病死了（再一个打击），而且祸不单行，她的孩子阿毛又被狼叼走了（再一次打击）。一次次的打击最终让她神情恍惚、疯疯癫癫。

　　这样的发病过程本身就决定了对该类疾病的治疗应从多关心、爱护患者入手，带他重新认知，带他一起去体验，培养他正确的思维方式。引领他站到一个更高的思想境界去看待以前发生的事，帮他把心理上的结一个一个地打开，他的病也就从根本上逆转了。药物是不会也做不了这些工作的，只能让人的思维更加紊乱，让这些患者对周围事物的感知力下降，正常反应变迟缓，语言能力减弱……所以我们看到的绝大多数的精神病患者不是越治越轻，而是病情越来越重，越治越没信心。少数病人即使用药后表面上逆转了，但其行为举止、面部表情仍不太正常，更重要的是他们脆弱的心理没有得到改善，稍微遇到点儿什么事就又复发了。

焦虑、抑郁可能是目前最常见的精神问题，患者中的大多数都是在选择上出了问题。

一位男士在单位任副处长，工作上很努力，但自认为能力有限。不料被领导器重，要将他任命成处长，这下他的压力很大，不想去上任，但又怕领导失望，怕辜负了上级领导的美意和对自己的重视。去当处长又担心自己能力有限，干不好，也会对不起上级领导对自己的厚望，还被别人笑话。是去还是不去呢？去？不去？不去？去？这跟电脑的死机原理相似，大脑的思维进入死循环，卡住了。电脑的正常运行方式是执行完 A 程序后再去执行下一个 B 程序，然后是 C 程序、D 程序，如此不断地运行下去（图 36），而死机时，程序不再这样运行，而是在 A 程序和 B 程序之间不断循环往复。你可以做个试验，你跟朋友们聊天，一聊聊半天也不觉得累，很开心，很轻松，那是因为你一直在讲不同的话。如果讲相同的话，感觉就不一样了。可以做个试验，你去室外，望着蓝天，带着表情，专注地说500句"今天天气真好"，你试试，会累死，因为这是枯燥的重复。当一个人的思维进入死循环，就会很累，全身不舒服，坐卧不安，吃不下饭，睡不着觉，那才是"困扰"这两个字的真正表现。所有精神出现问题的人，我都建议给他们用上营养素，通过营养调理来缓解压力，稳定情绪，改善各器官系统的功能状态。使用营养素是进一步进行心理疏导的必要准备。前面提到的那位副处长的睡眠很差，用上营养素后，在一周内就改善了，其他状况也好了很多，随后我又对他进行了一次心理疏导，问题就解决了。他现在很好，已上任做了处长。

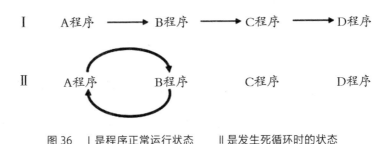

图36　Ⅰ是程序正常运行状态　　Ⅱ是发生死循环时的状态

还有一个孩子上高中二年级，失眠。失眠是很多精神问题出现的前兆或导火线，而且失眠会逐渐加重精神症状，而精神问题又反过来造成越来越严重的失眠，形成恶性循环。这个孩子昼夜难眠，搞得身体很差，身体越差对自己的学业越没信心。每天都在想："我这样的身体能考上大学吗？考不上大学我这一辈子不就完了吗？算了，身体这么差，就不上学了，可不上学这一辈子不更完了吗？"就这样反复地想。上学，身体不行，耽误了自己的一生；不上学，自己的一生也毁了。上？不上？上？不上？使思维进入死循环，出现抑郁症的表现。如前所述，要给她补充营养，改善其睡眠，再进行心理疏导。这种问题在很短的时间内就可以解决了，最快的两周左右。

第二节　自主神经功能紊乱

自主神经功能紊乱是非常常见的一种病，只是目前普遍对这个病的认识模糊，造成很多误诊，而直接被诊断成自主神经功能紊乱的人并不多。事实上，自主神经功能紊乱的发生没有年龄界限，一岁的孩子可以患病，八十岁的老人一样可以患这种疾病。今天医学上诊断的青春期心理障碍（最常见的是青春期抑郁症）、成年人的精神疾病（如产后抑郁症）、更年期综合征、老年人的精神疾病（如抑郁症）都与自主神经功能紊乱有密切联系。自主神经功能紊乱从轻到重可以有各种各样的临床表现，或者说出现任何临床表现你都不要意外，而各种形式的精神类疾病可以被认为是自主神经功能紊乱的最高级别或者说是最严重级别的临床形式。

这个病的一大特点就是复杂。病因复杂，症状复杂，但解决起来并不像想象的那么难。

病因非常多样，很多患者可以是多种病因叠加导致发病，也可以是单一原因引起。一位三十多岁的小伙子，人很壮，我看到他时就感觉很奇怪，这么壮的小伙子，应该天不怕地不怕，怎么会紊乱呢？聊起来才知道是因为一次车祸。当时他开车拉着另外三个好朋友走在乡村的路上，因为前一天晚上只睡了两个小时的觉，大家都困了，其他三位睡着了，他坚持着，因为要赶往他们一个共同的朋友家参加婚礼。但太困了，不知不觉就睡着了，结果车子冲出大道，撞到路边很大的一棵树上，猛烈的撞击把他惊醒了，但另外三位再也没醒来，车也废了。他因惊吓和长期内疚逐渐发展成了自主神经功能紊乱。

几年前一位六十多岁的老太太跟我讲述她的痛苦。自己小的时候家境很好，从小受父母宠爱，结果长大后去内蒙古做了知青，后来就嫁给了当地一个大她好几岁的男人。按她的描述，她的男人很壮，她找他也是觉得有安全感，结果天不遂人愿，太门不当户不对了。两个人成家后没有一点共同语言，甚至男人喝完酒后经常会打她，她几次想死都被男人发现，又挨一顿痛打。后来她先后生了三个儿子，为了孩子也就不想死了，想着无论如何，多苦也要为孩子活下来。生下二儿子后身体就明显感觉不好了，睡眠质量下降，人没精神，总是累，经常想哭。生下三儿子后，情况变得更加严重。长期失眠，严重时整夜睡不着，长期腹泻，胃也坏了，食欲很差，人开始消瘦，感觉自己每天都活得特别艰难。孩子们长大后，知道自己的母亲把他们拉扯大不容易，对她都很孝顺。但她的痛苦没人能帮，有一次她把他们叫到一起，把后事都交代清楚了，因为她实在是不想活了，生不如死，吓得孩子们跪在地上边哭边央求她，最后母子四人跪在地上抱在一起大哭。长期郁闷，产后抑郁症，长期营养状况不佳，再加上更年期综合征，因此，她的自主神经功能紊乱明显带有岁月的痕迹。

人们对自主神经功能紊乱认识不清，与其病情复杂、症状千变万化有关：

1.可以是浑身不舒服找不到病，去化验检查几乎什么指标都正常，但就是不舒服。

2.可以是上热下寒的表现。上热，可以表现为动不动就上火，经常性的口腔溃疡，口燥咽干，舌干，感觉舌头都伸不出来，总想喝水润润，夜里能渴醒，眼干，甚至被诊断为干燥综合征。下寒，表现为小腹以下寒凉，可伴有下坠，疼痛，整个人怕冷怕风，尤其是下肢明显，有的人甚至夜里睡觉都要穿着厚袜子。后背、枕后怕冷的也很多，尤其是很瘦的人，这类症状往往更明显，中医称为一派寒象。

3.可以表现为失眠、头痛、乏力、胸闷、气短、心慌。严重的甚至会发生眩晕或昏厥。

4.可以表现为爱出汗、自汗、盗汗或无汗。

5.情绪表现一般会很突出。可以表现为抑郁而被诊断为抑郁症，表现为焦虑而被诊断成焦虑症，也可以表现为强迫症、精神分裂、幽闭恐惧症。普遍地，这样的人容易激动（情绪自我控制能力差，甚至会歇斯底里）、胆小（担心很多事，动不动就被吓一跳，人多一点儿或外界声音稍大就烦躁受不了）、多疑、犹豫、叛逆、固执、自以为是，遇事爱向不好的方向想，抑郁和焦虑的表现非常普遍。

6.会成为很多疾病的背景病而助推这些病的恶化，也可以是一些疾病的病因。也就是说，一些疾病可以是由自主神经功能紊乱派生出来的，或者是原来就有这些疾病，但有了自主神经功能紊乱后，这些病的病情都会加重恶化。如自主神经功能紊乱患者多会伴有胃病、乳腺增生、甲状腺病（如甲状腺结节）、便秘或腹泻，严重的患者一般都会消瘦。自主神经功能紊乱可以让糖尿病患者血糖不稳，让高血压患者血压飘忽不定。

7.女性在自主神经功能紊乱的基础上，内分泌也会紊乱，进而出现妇科疾病。如多囊卵巢、经期异常、经血过多或过少，子宫肌瘤的起因可能跟这个病也有一定的关系。

8.颈椎病和其他部位的骨关节肌肉病症可以加快这个病的发生，使患者更加痛苦，并加重病情。

9. 从中医角度看这个病：①一派虚象，气虚、血虚、津亏、脾虚、肾虚、阴阳两虚、肝瘀、虚热、虚烦。②上热下寒，心肾不交之象，上火不能下引潜于肾，下水不能上行济于心。

书不尽言，还可以有很多其他表现，包括"见鬼了"之类稀奇古怪的表现。总之，这个病变化多端，有任何表现你都不要感到奇怪。这个病自己难受，家人也消停不了，好不到哪儿去，会倍受折磨。

这么复杂的病怎么治？全身上下没好地方，从哪里下手？最关键的是要认清这个病，否则会产生很多误诊。很多人去看病，胃不舒服只当胃病治，失眠只当失眠治，心脏不舒服按照心脏病治，高血压只当高血压治，抑郁症就吃药当抑郁症看。第一，应先看清有没有自主神经功能紊乱。如果有，必须先治疗自主神经功能紊乱，否则其他病别想治好。这里我明确告诉各位，那些所谓因抑郁症自杀的都是冤死鬼，因为不必自杀，是可以好起来的。而且对于这类很多病人，好起来并不困难，当然越早治越容易好。神经功能紊乱也是一个很危险的病，它可以诱发心梗、脑梗等威胁生命的疾病。第二，我们已经知道目前在临床上对神经功能紊乱的治疗还没有特效药，这不是前后矛盾吗？不矛盾，没有特效药并不一定好不了，你耐心往下看。第三，从症状上就可以看出，像这种全系统紊乱的疾病，想找到特效药在理论上就不太可能，还是需要充分发挥人体的自我修复能力，使它自行调整好。在这个过程中，营养调理是必需的，它有稳定自主神经系统，稳定情绪，改善睡眠并促进系统自我调整的作用。因此，一些人仅通过营养调理就缓解了，而另一些人则不行，在营养调理的同时，要通过手法做松解治疗（可以认为是中医的一种手法），甚至需要再加上心理疏导才能缓解并逆转。单纯的心理疏导不行吗？效果会很不理想，有人劝他"你要想开些"，"不要跟自己过不去"，"现在的生活多好呀"，你说破天也没效果。因为他自己不这么认为，他感觉自己活得非常痛苦，什么事都跟他过不去，老的病没好新的病又出来了，按下葫芦起了瓢。因此一定要采取综合治疗，一般来讲，营养调理再加上松解治疗就能很好地解决，只有少部分病例，在营养调理和松解治疗的前提下，需要再加上心理疏导才能很好地得到缓解。

总之，如果你遇到这类问题，不用担心，不是世界的尽头，只是暂时陷入泥潭，需要有人拉你一把。越是这时越要镇静，先认清现实，承认自己确实遇到了问题，然后寻求正确的方法解决问题，走出泥潭并不很困难。前边讲病因时提到的两个病例，治疗效果都很好，因此也祝你好运！尤其要注意不要乱治，大多数人的病情是被治重的，越治症状越多，越治越看不到希望，导致病情生变。

第二十一章
优生优育

营养医学之博大精深，小到可以运用营养医学的知识照顾好自己、家人、朋友，每天都活得很精彩，每天都会创造无限可能；大到可以运用营养医学的知识造福人类，关爱社会的每个人。营养医学会关爱、支持你的一生。其实，不止一生，而是从未生到终老。

我们经常听到报纸、电台、电视台宣传优生优育的知识。告诉我们不要年龄很大再怀孕，不要被感染，不要随便吃药；要尽量避免或减少射线的照射，尽量回避环境污染区，要有一个良好的心理状态。其实最基础、最重要、最科学的优生优育的办法是补充营养。

中国每年新出生 100 万左右的先天畸形婴儿，造成先天畸形的主要原因是营养缺乏。因为各种不利因素侵入母体最后都是以消耗营养素为代价。例如：缺乏叶酸可导致神经管畸形，如脊柱裂和无脑畸形；缺乏维生素 A，会影响胎儿视觉器官的发育；缺乏铁会引起早产和婴儿出生时体重过低；缺乏碘导致呆傻、聋哑和身材矮小。造成营养素缺乏的根本原因是父母没有相应的知识。其实一切灾难都缘于无知，这与消费能力没有关系。每一对父母都渴望生出健康、漂亮、聪明的宝宝，但怀孕前和怀孕过程中又有多少有效投资呢？很多人都知道，怀孕了要营养好一些，所以每天猛吃，结果到生孩子时一看，自己100千克，而孩子2千克，既害了自己又害了孩子。

生孩子是一件大事，不像很多人想得那么简单。十月怀胎一朝分娩，说起来很轻松，实际上怀孕是一个极其复杂的过程，母体内发生着翻天覆地的变化。所以想要一个健康聪明的孩子，一定要提前做准备以应对这种变化。

在要孩子之前，至少要做三方面的准备，即知识准备、心理准备和营养准备。知识准备和心理准备都要通过学习、咨询才能完成，而营养准备一方面要调整饮食，另一方面要使用营养素。

早在本书的开头部分我就论述到了，想单纯依靠饮食来提供充足而均衡的营养是不可能了——要使用营养素。当你计划要孩子时，要提前半年做营养准备。为什么要提前半年呢？有两个目的：第一，就是要解决女方的健康问题，当然也包括男方的问题，营养素使用与否与精子的质量直接相关。通俗地说，种地前我们还知道要将土地整一整，松松土、翻翻地、浇浇水、施施肥，还要准备一番，更何况是要生孩子。使用营养素将女方各器官系统的疾病逆转，为怀孕做好准备。第二，一般来说很多人根本搞不清是什么时候怀孕的，往往是到经期了，月经没来，才想到是不是怀孕了，一检查，都怀孕四十几天了。而怀孕的前三个月极其关键，绝大多数畸形的发生都在这一时期。这一时期是由一个受精卵长成人形的过程，最怕有外来因素如细菌、病毒的侵害和各种环境中的有毒化学物质的侵害。提前使用营养素，一方面会防止因营养素缺乏导致的大量畸形。胎儿生长需要的就是蛋白质、脂类、糖类、维生素、矿物质和水等营养素，如果不给足，这些孩子出现异常的概率极大。另一方面，营养素可以提高机体的免疫力。孕妇免疫力提高了，有利于迅速清除侵入母体的细菌、病毒和各种危险物质，为孩子健康成长构建了一道严密的保护网，胎儿在一个安全舒适而又营养充足的地方生长，怎能长得不好呢？

一旦怀孕，人们往往都知道要多吃一些营养价值高的食物以增加营养。一方面大量进食会造成营养不均衡，会导致孕妇的肝脏严重受损，使自己体重迅速增加，身体变形，造成产后恢复困难。同时由于孕妇肝脏受损，吃进去的营养物质大多数都转变成脂肪，胎儿并不一定能获得多少营养，反而造成胎儿在发育上不理想。临床上经常看到孕妇把自己吃得很胖，体重近 100 千克，但生出的孩子只有两三千克。另一方面，绝大多数孕妇都有妊娠反应，有的反应非常剧烈，一直延续到孩子出生，反应才停。在此期间，饭吃不进去，导致营养严重不良，影响胎儿的身体发育和智力发育。妊娠反应本身就说明孕妇自身的营养状况不佳，且妊娠反应越重，说明孕妇的营养缺乏越严重。这也是为什么要提前进行营养准备的原因。如果在怀孕前半年就开始做好营养准备，在怀孕过程中，孕妇极少会出现妊娠反应，即使有一些表现，如怕一些味道等，持续的时间也会很短。

营养素补充后，妊娠反应消失。胎儿在获得充足营养、健康发育的同时，孕妇的各器官系统都会保持在良好状态，不会因大量饮食而使自己过胖，一直得以保持良好的体形。更重要的是，孕妇的生活起居、睡眠等各个方面都会轻松自如。在妊娠后期直到临产前，孕妇出现水肿、妊娠高血压综合征等各种各样疾病的概率大幅降低。可见使用营养素意义非凡。而从产后产妇和婴儿的状态更可看出使用营养素的意义深远。

西方产妇和我们最大的区别就是人家生完孩子三五天就上班了，而我们还在忙着糊窗户坐月子，为什么人家"坐"个日子就行了而我们要坐月子？

为什么坐月子？道理很简单，不就是为了给身体时间，让身体调理恢复吗？营养素本身会加速身体的恢复。使用营养素后，身体会在精力、体力、体形等各个方面迅速恢复，皮肤也不会变得松弛，跟没生过孩子差不多。而不使用营养素的，有很多人会出现产后综合征，一些人还会留下后遗症，如头发变少、脸上长斑、头痛、胃痛、腿痛、脚后跟痛、失眠、情绪低落，甚至出现产后抑郁症。有的产后身体很久不能恢复：体形改变，肌肉变软，失去了弹性，皮肤松弛下垂，产后比产前看上去老了五到十岁。虽然看到孩子一脸幸福，却掩盖不住十个月内突飞猛进的衰老。使用营养素后，这些情况都可避免或大幅减轻，而且越早使用，效果越好，将青春锁定，这是多少钱也买不来的，因为青春无价。

使用营养素与不使用营养素生下的孩子也是天壤之别。使用营养素生下的孩子，出生后绝大多数时间都是在熟睡中，一天可以睡 20 个小时以上，这对孩子的神经系统和其他各器官系统生长发育极有好处。醒后也不哭不闹，饿了就吃，醒了就玩儿，困了就睡，就跟家里没孩子一样，夜里孩子睡眠良好也使产妇能够得到很好的休息。而没有使用营养素生下的孩子，由于营养缺乏，身体不舒服，不容易熟睡，白天和夜里经常哭闹。这样的孩子非常敏感，稍微有一点动静，他就醒了，然后就是哭，而且不容易再睡着。一般都需要你抱起来；光抱起来还不行，还得走着哄；光走着还不行，你还得左右摇晃着；光左右晃还不行，还得上下左右晃。把大人累得筋疲力尽，哄了一两个小时，总算晃着了。其实你也搞不清是晃睡着了还是晃晕了。夜间孩子不断哭闹使很多产妇一夜只能睡一两个小时。因此营养缺乏既严重影响孩子的生长发育也使产妇的身体得不到应有恢复，导致许多产妇出现失眠、头痛、情绪低落甚至产后抑郁症等各种各样的产后问题。

　　使用营养素的孩子刚出生时就头发浓密，黑黑的亮亮的，各个地方都发育得很好。一周左右，头就可抬起来。而没用营养素的孩子，往往因为营养不良，生下来时头发黄、少，眉毛不明显，长得不舒展。使用营养素的孩子身体健壮，体质非常好，极少有病。孕期使用营养素的孩子智力会得到充分发育。人的潜力是非常巨大的，我们根本搞不清出生后人的智力会达到什么程度，也就是说，人的智力发育有极大的上升空间。总之，用营养支持，真的可以做到生出一个健康、聪明伶俐的宝宝，不让孩子输在起跑线上。

第二十二章
孩子的一切健康问题都缘于父母的无知

　　我经常在医院看到很多小孩子被家长们带着找儿科专家看病，那么小的年龄就要打针输液。看到一个孩子有病，就有三五个大人一起陪着来看病。看到这些父母、爷爷、奶奶、姥姥、姥爷个个焦急的表情，我也替他们着急，因为这一切本可以避免，你的孩子本可以在惬意中茁壮成长。在这里我要清楚地告诉你，你的孩子出现的一切问题都缘于你的无知。因为你不知道孩子偏食不爱吃东西是因为营养缺乏，不知道白天很闹很折腾是营养缺乏，不知道上课不注意听讲、纪律差而影响学习也是因为缺营养，更不知道孩子发育不好常得病是因为缺营养。千错万错都是父母的错，错在我们无知，我们自己还浑然不觉。父母一定要不断地学习如何喂养孩子，如何教育孩子的正确知识，不断学习正确知识的父母才是一个合格的父母。

第一节　偏食、厌食

孩子偏食、厌食是让很多父母头痛的问题，每次吃饭都像是一个艰巨的任务。父母需要哄着让孩子高兴，孩子一笑趁机喂一口；或者给孩子讲道理，讲不偏食多吃饭的重要意义。总之使出浑身解数，想让孩子多吃一点，吃丰富一点，结果孩子就是不买账。招数用尽，黔驴技穷，气急败坏，开始吓唬孩子，甚至殴打孩子。我的一位朋友因为女儿吃早饭问题伤透脑筋，不管怎么商量，孩子就是不吃，一怒之下，痛打一顿，女儿又打不过妈妈，只好忍了，含着眼泪，把妈妈规定的早餐吃了，就去上学了。结果那天上午学校老师打电话过来，说孩子在上课时吐了，把早晨吃的所有东西又都吐出来了。她带孩子到我这儿就诊，使用了两周我给的营养配方后，她高兴地打电话给我，说她的孩子现在每天早上会主动地吃一个馒头、一个鸡蛋等。

很多孩子偏食、厌食，对身体造成严重伤害。有一位妈妈，怀孕前自己身体就不好，也没有做营养准备，在怀孕过程中每天反应非常强烈，吃不下饭。由于怀孕过程中和产后孩子都没有得到很好的营养支持，导致孩子出生后一直身体不好，经常有病，是医院的常客。因为孩子一直没有得到充足的营养，致使她有非常严重的偏食和厌食状况。当这位妈妈带着孩子来就诊时，因为她的前面还有两三个家长带着孩子来咨询，所以她们要等一会儿，大约半小时左右，即使等待这半小时，女孩都坚持不了，还要躺在床上睡一会儿。小女孩很瘦，十一岁的孩子，肌肉基本上没发育起来，身高看上去像七八岁的，学习成绩不好，没精力学习，经常上课睡觉，在家更是睡不醒。这样的情况会后患无穷，再不赶快治疗，可能会影响到她一生的体质。因为再过两三年就要到青春期，她不仅会因为营养缺乏导致青春期发育迟缓，第二性征不理想，面临经血过少、经血过多、无月经、痛经等各种各样的妇科问题，而且身高、智力等各个方面都会受到影响。她的妈妈很爱她，带着她跑过很多有名的大医院治疗，始终不见好转。原因很简单，身体缺营养，医生总是采用药疗的治疗方式。这样的例子数不胜数，耽误了很多人的一生。缘于什么？无知！所以为了保护孩子少受伤害，父母要学习不断更新自己的知识，这是一种责任。

偏食、厌食的根本原因在于肝的代谢功能不正常。这些孩子在妈妈体内生长过程中，由于营养的不均衡，肝功能就已经受损或减弱，甚至在肝的发育上都可能会有一些先天的不足。我们经常讲遗传，其实最常见的"遗传"就是生活方式的继承和营养缺乏种类的遗传，这种缺乏会导致代谢类型的继承。这样说不是否认基因的易感性，而谁又能否认基因的易感性不是由于某些营养素缺乏造成的呢？比如父母肥胖，他们的肝脏就不好，对 B 族维生素和其他一些营养素的需求量本来就大，但在怀孕过程中也没有及时补充足够的营养素，结果因为妈妈缺乏这些营养素，导致胎儿在发育过程中也缺乏这些营养素，进而影响到胎儿肝脏的正常发育，导致孩子先天的肝脏功能发育不全。这样孩子出生后一定容易肥胖，且仍然会像他们的父母那样对 B 族维生素和其他一些营养素的需求量很大，而且肝脏较其他人的也更容易受损。当肝功能不佳，再加上营养缺乏导致的肠蠕动变慢和肠蠕动无力，孩子出现偏食、厌食是必然的。这也是导致很多小儿便秘、腹痛的原因。

如前所述，肝控制着人体的营养流和能量流。当肝的代谢功能不良时，会导致从肠道吸收进来的氨基酸（合成蛋白质的原料）、脂肪酸（合成脂肪的原料）、葡萄糖（合成糖原的原料）等这些原料不能顺利正常地合成人体所需的蛋白质、脂肪、糖等，导致原料堆积。原料堆积给人体的信息是营养足够，不用再吃饭了。这样，你的食欲减弱或消失，就不想吃饭了。没有食欲时，挑自己爱吃的食物吃几口就不错了，这样，偏食就形成了。其实此时身体里营养素很缺乏，因为肝代谢功能不佳，不能正常合成人体需要的蛋白质、脂肪、糖以及身体需要的其他物质。这种情况反过来会导致肝功能的进一步恶化，造成孩子更不想吃饭，形成恶性循环。而这种恶性循环的终极结果，即厌食症，最后什么也吃不下去，吃什么吐什么，甚至连喝水都要吐。不仅儿童是这样，成人也会出现相同的问题。

第二节　淘气、多动症

绝大多数家长看着孩子"淘气""闲不住"很开心，他们觉得孩子嘛，就应该是这样，看着孩子在那里折腾，家长很享受，甚至感觉这就是天伦之乐。在那里"闲不住"的家伙就是自己的作品、自己的成就、自己的未来和希望。我给你一个忠告——"请用知识呵护你的未来和希望"。

真正的淘气是一种智慧。我的表妹在三岁大时"淘"过一次，虽然已经过去二十多年了，至今让我仍然很佩服她。一天她正在屋子里玩，她的爷爷在屋子里唯一的一把椅子上坐着。突然她大哭起来，拉着爷爷的手就往屋外走，爷爷不知何事，看到她急成那个样子，就急忙跟着她到了屋外，她把爷爷拉到屋外后，扭头就往回跑，跑回屋里，坐到爷爷刚才坐的椅子上，哈哈大笑。原来她是想坐那把椅子。

我们经常看到自己的孩子一会儿动动这儿，一会儿碰碰那儿，一会儿去拉抽屉，一会儿又来回搬凳子，很少会安静地坐下来，总要找一点事儿或惹出一点"祸"才算暂告一段落，但也静不了多久就又开始了。孩子很少听进话，即使坐着都不老实，不是在椅子上折腾，把椅子搞翻，自己掉下来，就是在沙发上翻筋斗、拿大顶，或跑到地上打滚（图37）。上学后，这样的孩子在课堂上注意力不集中，小动作多，不注意听讲。老师反映上课纪

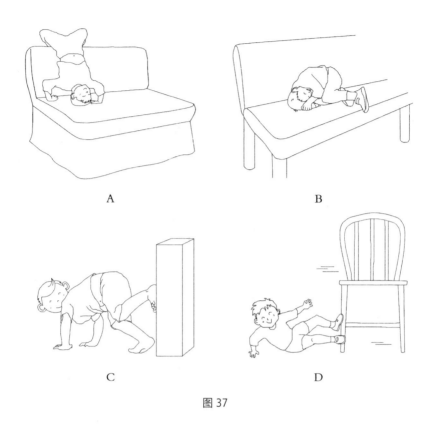

图 37

律差，爱动，甚至上课期间跟其他同学打闹，扰乱课堂纪律。学习成绩不好，此时学习成绩不好可能导致孩子一生厌倦学习。因为一年级、二年级正是培养孩子学习兴趣和良好学习习惯的时候，此时出现这种情况会让孩子没兴趣学习。当老师把孩子的情况反映给家长后，孩子有可能因为破坏课堂纪律或学习成绩差而受罚。一些家长看到孩子这样，也很着急，觉得可能这是一种病，就带着孩子到处寻医问药，很多孩子被诊断成多动症，到处就医也不见好转。一些医生不恰当地给这些孩子使用治疗精神病的药物，使他们安静下来。用上药后，确实有效，不那么动了，但变痴呆了。这些药物抑制大脑皮层活动，让人反应慢下来，当然就不多动了。但这样下去，孩子会成为一个什么样的人就可想而知了。其实上述的这些情况，是多种营养素缺乏造成的综合征，使用营养配方后，孩子的状况会在一到两周内开始改善。

第三节　近视

视力问题一直是一个备受人们重视的问题，我们有世界爱眼日（6月6日）、全国爱眼日（5月5日）。有各种各样的宣传，眼科专家、媒体、老师，都倡导保护眼睛，眼睛太重要了，是心灵的窗户。不要离书本太近看书，不要躺着看书，不要长时间看书，不要在强光下看书，不要在光线弱的情况下看书……为此出现了护眼灯、护眼仪、护眼尺等各种各样的保护眼睛的产品。各种各样措施都用上了，为什么近视眼仍然越来越多？告诉你一个实情，也许孩子的近视是你亲手造成的。不光是近视，你孩子的一切健康问题都是你亲手造成的。"原罪"仍然是无知。

当我们理解了眼睛看东西的原理，就会找到预防近视的绝佳途径。请记好，是理解而不是知道。知道和理解不是同一个境界，就像我知道我在活着，但我不知道为什么活着，只有理解才会有感悟，才会悟到一些东西。知道是用脑记忆的过程，理解是用脑思考的过程。无数人知道这些知识，因为学过，但不知道学完有什么用，是因为不理解。

看东西的过程是在我们眼睛的视网膜上进行的，这一过程是一个反应，即感光色素分解成视蛋白和视黄醛的过程。这些词有些专业，没关系，解释一下，视蛋白本质上是一种蛋白质，视黄醛是由维生素 A 转变而来的，感光色素就是视网膜上用来看东西的物质。目前发现四种感光色素，分别分布在两种细胞内，其中比较清楚的是视紫红质。感光色素的产生过程就是视黄醛和视蛋白结合的过程，但不是简单的结合，感光色素被分解成视蛋白和视黄醛后，视黄醛要先去肝脏转化成能被再次使用的视黄醛，然后再回到视网膜，与视蛋白合成感光色素（图 38）。当感光色素变少后，眼睛就会看不清东西，如果是在看书，你就会不自觉地将身体前倾，靠近书本。这样的眼睛自然不能长时间使用，看一会儿东西，眼就累了，再看就模糊了，为了看清楚，此时就要调动眼球周围的眼肌，通过挤压眼球，改变眼球形状来改善视力。眼肌的调动可以是有意识的，也可以在你没有感觉的情况下不自觉地调动。早期阶段，就是所谓的假性近视阶段，如果此时改善用眼情况，因为眼球受压时间较短，凭借其自身的弹性，还可以恢复。时间一久，眼球长期受压，最后彻底变形，不再弹性回复，就到了真性近视阶段了。怎样减少感光色素呢？毫无疑问，用于合成感光色素的原料少了，或促成这一反应进行的酶或辅酶少了，感光色素才会生成不足，导致视物不清，最后近视形成。生产感光色素的原料，即视蛋白、视黄醛以及酶和辅酶的真正身份并不复杂、神秘，就是营养素中的蛋白质、维生素和矿物质。所以营养素缺乏才是造成近视的根本原因。

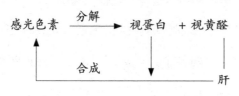

图 38　感光色素分解和再合成的过程

如前所述，营养素长期慢性消耗，最受损的是肝。肝的代谢能力变弱也会影响到视力，因为肝负责把从视网膜运输来的不能直接使用的视黄醛转变成可以在视网膜重新参与感光色素合成的视黄醛。跟光线强、光线弱、躺着看书等可能有一定的关系，但各种不合理的用眼都是以消耗感光色素和其他各种营养素为代价的。只要营养素充足，感光色素合成顺畅，近视是完全可以预防的，而且也是可以治疗的。在生活中，营养越差的孩子近视发生得越早，就是这个道理。近视发生后，积极使用营养素，假性近视很容易逆转，真性近视也会有所改善，甚至是完全恢复，因为营养素不仅会改善肝脏和视网膜的功能状况、眼球壁的弹性，也会改善眼肌的紧张度和灵活性。

第二十三章
"长生不老"之术

　　这是一个很敏感的话题。说起"长生不老"之术，往往让人联想到巫术、迷信、骗术等。从古到今，追求长生不老的人有好下场的不多，最典型的例子就是古代皇帝为了追求长生不老，派人炼丹，吃死了好多位皇帝。仅唐代，因为服用丹药中毒身伤的皇帝就有唐太宗、宪宗、穆宗、敬宗、武宗、宣宗这六位。但令人欣慰的是这些皇帝也没有白死，因为在炼丹过程中发明了火药。在炼丹实践中，炼丹家发现和积累了不少物质的化学性质的知识。如汞、铅、金、银、铜、铁以及硫黄、碳等的特性，成全了近代化学。据说近代化学就是起源于中国的炼丹术，后经阿拉伯传至欧洲，连今天德文（chemie）、法文（chimiques）和英文（chemistry）中化学的这些叫法都是从中国古代泉州话的译音演变过去的。

　　虽然不能做到永远不死，但延缓衰老、益寿延年还是可以轻松做到的。衰老的过程就是不断被氧化、被损伤的过程。鱿鱼离水时间一长，死掉后身体就开始变红，这就是氧化过程；带鱼的肉本来是白色的，但不新鲜的带鱼是一种蜡黄色，也同样是被氧化了。氧化过程在自然界极普遍、极平常。生锈的铁、铜等都是被氧化的结果。同样，人衰老的过程也是被不断氧化的过程，所以人体内的氧自由基就成了热点问题。

人体内无时无刻不在产生氧自由基，尤其是身体受到损伤后，氧自由基的产量更大，而大量的氧自由基又可使损伤加重，范围扩大，形成恶性循环。为了对抗体内时刻产生的氧自由基，将它们对人体的伤害降到最低限度，大量使用抗氧自由基的营养素就是首选了。对于我们的身体，最好不要做得不偿失的事情。比如用药物降血脂，血脂暂时是降了，但肝又进一步损伤了；头发是染黑了，但皮肤过敏了；钱是赚到了，身体搞垮了，健康没了；等等。诸如此类，不胜枚举。

当一些产品宣称能对抗氧自由基时，一定要先搞清楚它符合不符合人体生理生化反应，以免对身体造成不必要的额外伤害。如前所述，营养素长期慢性消耗，最受损的是肝。维生素 C、维生素 E 和类胡萝卜素是抗氧化的三剑客，当体内维生素 C、维生素 E 和类胡萝卜素充足时，身体产生的氧自由基即刻被中和清除，避免损伤蔓延。所以维生素 C、维生素 E 备受女士的青睐，可以祛斑，淡化面部的斑点。

事实上，使用抗氧化的营养素只是延缓衰老方案中的一个环节，而另一个重中之重的环节是要充分利用身体的修复能力和更新能力。

人体的这种修复和更新能力本身就可以帮助我们锁定青春、延缓衰老。试想想，修复和更新能力可以把我们身体的每一个破旧的细胞修好，使之焕然一新。这可与你的旧自行车上的一个螺丝丢了换一个新螺丝不同，换完之后，一看只有一个螺丝是新的，其他部件仍是旧的，很刺眼。如果自行车有自动修复和更新能力呢？哪里旧了就换哪里，岂不是总有一辆崭新的自行车吗？所以当我们充分利用修复和更新能力时，我们可以活到极限。

苏联的一位科学家，名叫博戈莫列茨，经他研究得出一个惊人的结论：人的最长寿命可以到150岁，而且每个人都有希望。斯大林知道这个消息后非常开心，他们还因此成了好朋友。跟一个能让自己活到150岁的人成为好朋友一定是一件让人非常高兴的事。斯大林对博戈莫列茨一直关爱有加，有求必应，给了博戈莫列茨极大的物质和精神上的支持。他还被斯大林授予各种奖章和荣誉称号，包括科学院院士、斯大林奖章获得者、社会主义劳动英雄等。1946年的某天，斯大林的秘书走进他的办公室，告诉斯大林一个坏消息："博戈莫列茨去世了。"博戈莫列茨去世时是65岁，斯大林听后，看上去非常痛苦，在办公室内踱来踱去，最后只说了一句话："这家伙把我们都骗了。"

其实人是完全有能力活到自己的极限的，活到寿终正寝，活到无疾而终。怎样才可以做到呢？那就要最大限度地发挥人体的修复和更新能力。而最大限度地发挥人体的修复和更新能力的唯一办法就是使用足量的营养素，给身体以充足的原料。一方面最大限度地减少氧化损伤，另一方面快速修复和更新，双管齐下。所以我们会看到，使用营养素一段时间后，人会变得精力充沛，精神焕发。脸色好了，皮肤质量提高了，连斑点都淡了或消失了。这不是一个简单去斑的过程，而是一个换肤的过程。做到了有伤必修，有旧必换。

　　人们已认识维生素C、维生素E有祛斑消斑的作用，事实上，所有的营养素都有这一作用，而且相互协调，效果最佳，可以做到无坚不摧、无往不利。例如蛋白质，只有蛋白质充足，皮肤的更新速度才快，皮肤的更新过程是最底层（基底层）的细胞长出新的来，向上推进，逐渐替换衰老的长斑的细胞（角质层），使那些衰老的长斑的细胞脱落，才能让你的皮肤亮丽起来（图39）。

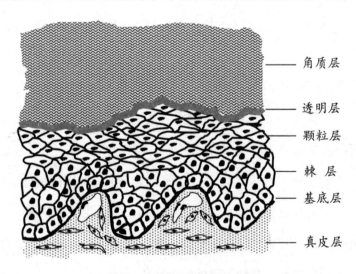

角质层

透明层

颗粒层

棘　层

基底层

真皮层

图39　皮肤的正常结构示意图

没有足够的蛋白质和其他相应的营养素，皮肤就会长得慢，替换速度也相应变慢，那些不健康的皮肤细胞死赖在脸上就是不走，你看上去一定是满脸的岁月沧桑。

皮肤是这样，身体的各器官也都是相同的道理。要想让全身的每一个细胞都能获得充足而均衡的营养，使它们能充分利用修复和更新能力，就要做好以下几点：充足的营养摄入，充足的营养吸收，高速正常运转的肝脏和畅通无阻的血液循环系统。从《肝——健康的大总管》章节的论述中，就可以清楚地知道，高速正常运转的肝脏是最重要的。有好的肝脏才有食欲，才可以把营养素吃进去；有好的肝脏才有对营养素的高效消化和吸收；有好的肝脏才会有高效运输的循环系统。而好的肝脏又有赖于充足而均衡的营养。使用营养素护肝，进而维护血管，充足的营养素就会在第一时间到达全身的每一个角落。如果做到了，你将远离疾病，永葆健康。

上边谈及皮肤的种种问题，你不要误解，这并不否认美容护肤的重要意义。皮肤很辛苦，尤其是在污染日益加重的今天，每天要忍受紫外线的伤害，空气中各种有害物质的伤害，如细菌、病毒、真菌等各种致病微生物；还有各种酸性的、碱性的、中性的化学污染物等。劣质护肤品也是造成皮肤受伤害的一个常见原因。

如果想美容护肤，一定要使用高品质的美容护肤品。这些美容护肤品中本身也含有一些营养素，如氨基酸、维生素 C、维生素 E、维生素 A 和其他一些植物萃取精华。它们主要有以下几种作用：为皮肤增加了一层保护膜，抗紫外线损伤；给皮肤一定量的营养；保持皮肤的水分；及时帮助修复损伤的地方；改善皮下的血液循环。总结起来，就是一个目的，即帮助皮肤恢复其原有的正常结构。

在对皮肤的各种维护中，笔者认为最值得一提的是给皮肤保湿、补水。皮肤质量的好坏与皮下的血液循环是否畅通有密切的关系。皮下的血液循环属于微循环，主要由毛细血管组成。只有皮下血液循环畅通无阻时，营养素才能运达皮肤的基底部，进而渗透到其他各层，以滋养皮肤。

要维持皮下血液循环的正常运行，必须做好两点：一是通过护肝来改善皮下血液循环的状况；另一方面，就是保持皮肤的水分，使之不易蒸发。因为当皮肤干燥时，就会吸收皮下毛细血管中的水分，导致毛细血管干瘪，血流不畅，营养素不能及时到达皮肤。另外，营养素是随水分渗透到皮肤各层细胞间的，如果皮肤干燥，营养素就很难渗透到皮肤各层。即使进入皮肤细胞内，利用率也会大大降低，因为细胞内的一切反应都是在水的环境中进行的。只有水环境良好，反应才能正常进行。所以要及时给皮肤保湿、补水。

通过内用营养素，外用高品质护肤品，一定会锁住青春、锁定健康。"延年益寿""永葆青春"不是梦。

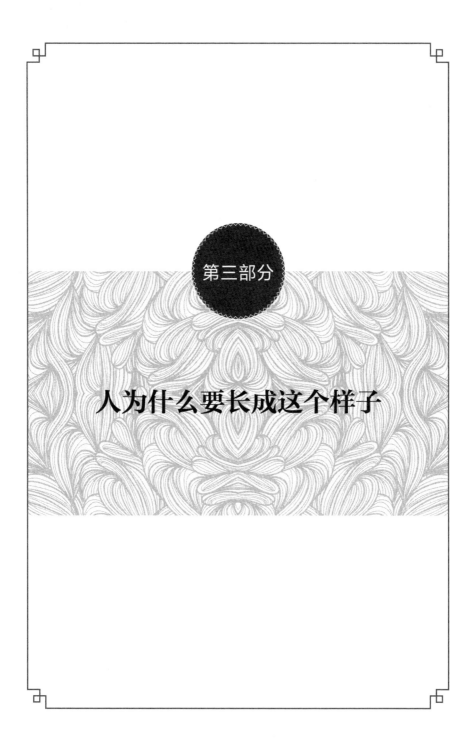

第三部分

人为什么要长成这个样子

第二十四章
人体的基础知识

　　尽管人体极其复杂，但人体也是由一个个细胞组成的。这就像用砖盖大楼，不管大楼多么宏伟壮观，结构多么复杂，也是由一块块砖通过水泥和砂石等粘在一起而垒起来的，而大楼中的钢筋水泥框架更像是人体的骨骼。细胞和砖在形状上很像，排列也有很多相似之处。有的细胞扁扁的，排列起来活像地面上的瓷砖；有的细胞是立方体，排列起来围成管状，活像用砖砌起来的下水道；有的细胞是柱状；有的是球形；还有的形状不规则。形状各异是为了满足身体不同部位和功能的需要。

第一节　细胞的结构和工作原理

　　尽管形状上相似，但细胞内部可跟砖完全是两回事，细胞有复杂的结构。整体上，细胞可分为三部分，即细胞膜、细胞质和细胞核（图 40）。

　　细胞膜把整个细胞包起来，将细胞质和细胞核与外界隔开，

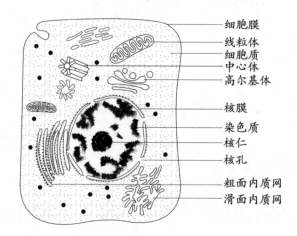

图 40　细胞和细胞器的示意图

使之成为一个独立的反应系统。细胞核由核膜包裹，使细胞核与细胞质隔开，这样，细胞核又形成自己独立的反应环境。

　　细胞核内有你经常听说的一种东西，即染色体。它是遗传物质。为什么叫遗传物质呢？因为它是你从父母那里继承来的。从上一辈继承的家产称为遗产，从上一辈继承来的包含有你身体内各种信息的物质称为遗传物质。例如你的大致身高、体形、皮肤颜色、头发颜色等，你身体的每一个地方长成什么样，有什么样的功能等这些信息都在你细胞核内的染色体里包含着。DNA 是染色体的主要成分。

　　人是由精子（来自父亲）和卵子（来自母亲）结合形成受精卵而逐步发育来的。精子内含有父亲一半的 DNA 信息，卵子内含有母亲的一半 DNA 信息。精子和卵子结合，在细胞核内就有了 23 对染色体。因为一半是从父亲那里得来的，另一半是从母亲那里得来的，所以称为遗传物质。也正是因为如此，你才一些地方长得像爸爸，一些地方长得像妈妈。这是由遗传物质决定的。

搞清楚遗传物质和 DNA 的关系后，接下来的一些重要且经常听到的名词就容易明白了。23 对染色体，就像是 46 条长长的绳子。每一条绳子都是双股的，都包含有大量的信息。染色体由 DNA 组成，要是把这 46 条 DNA 连接起来，长度可达 1.7 米。而一个细胞也不过 10 微米左右，显然容不下这么长的 DNA，所以每条 DNA 都要进行高度折叠，就像为了省地方给一些东西紧紧地打包一样。这样通过高度折叠，每条 DNA 都呈现出立体构型。

基因是什么呢？长长的 DNA 就像长长的绳子，不同区段包含有不同的信息。比如这个区段是决定你的头发是黑色的，另一个区段是决定你的头发是直的，有的区段是决定你的眼睛是黑色的，有的区段决定你的胡子类型等，这决定你身体特定位置的结构和功能的一个区段就称为一个基因。

如前所述，细胞膜将细胞围成一个完整而独立的反应系统，外界的各种刺激因素可以通过作用于细胞膜，然后由细胞膜再向细胞内传递，最后传递到细胞核内，引发细胞核内的基因对这些刺激做出各种各样的反应。也有一些刺激因素通过细胞膜和细胞质，直接刺激细胞核而引发细胞核内的基因对这些刺激做出各种各样的反应。对于一个细胞来说，细胞核就像是一个集团公司的决策层，接受各种来源的刺激，然后把需要做出反应的信息传递到细胞质内的细胞器。

细胞质内有各种各样的细胞器，如线粒体、内质网、高尔基体等（见图40）。这就像一个集团公司下属的各个企业，有的企业是生产动力的，这就是线粒体的工作；有的是生产初级产品的，内质网常做这方面的工作；有的是进行精加工的，在细胞内由高尔基体承担。细胞器生产出的产品或是用来加固或修缮自己，或是被运到细胞膜上或细胞外发挥作用。

跟你说句实话，我写这些东西是很吃力的。一方面担心你看不懂。因为你如果没有一些医学的知识，想看懂细胞是怎么回事是有一定难度的。另一方面，细胞内的事也确实说不清，只能给你描述一个大概。因为细胞内太复杂，一个简单的刺激就可以引起细胞内一个广泛的反应，而且这些反应彼此关联，形成一个复杂的反应网络。波及的范围往往是整个细胞，从细胞膜到细胞质，从细胞质到细胞核，然后再返回到细胞质甚至细胞膜。有时候我觉得细胞内简直是个迷宫，是个不可知的领域。尽管全世界有庞大的科研队伍在研究一个刺激后细胞内的反应，直到今天，科学家知道的可能还不到九牛一毛，而且大有盲人摸象之嫌。

你看到我这样讲可能都会为他们的工作发愁：要到什么时候才能搞清楚呢？但当你从另一个角度看细胞时，你一定会高兴得跳起来，一定会一身的轻松。因为一个细胞就是一个自动化的反应系统，而且是世界上自动化程度最高的系统。不仅如此，它还有一个其他自动化系统望尘莫及的能力，就是自我修复的能力——哪里坏了，它自己会把自己修好，实在修不好，也不会连累他人，而是选择自杀，悄悄地死去，这样就不需要你去管人家内部的事。而且因为人家是一个独立而高速运转的自动化系统，你越插手人家内部事务，就越给人家添乱。

尽管细胞内部结构极其复杂，时时刻刻都在进行大量的反应，但这些都跟你没关系，都是人家自己的事。据说现在做猪肉罐头的设备自动化程度很高，你这边给人家放上猪肉和空罐头盒，那边就会产生出成品的罐头。如果是这样，你会不会没事找事，走到系统内部去跟踪猪肉被加工成罐头中的每一个步骤？既然细胞是这样一套高度自动化运转的系统，那我们就只管给细胞原料就可以了，细胞会利用这些原料，该修理自己就修理自己，该做出反应就做出反应。何乐而不为呢？

如果把你比作是世界上最精密的一台仪器，那么细胞就是组成你身体的最小的最基本的零部件；如果每个零件都是健康的，都能正常运转，那么毫无疑问，你也就是健康的。而想维护每个细胞的健康就要给它原料，这样就可以保证它这个高度自动化且可以自我修复的系统正常运转。可见，维护你的健康也不复杂，就是给原料，你吃饭就是为了给身体细胞原料。什么是组成细胞的原料呢？就是营养素，包括蛋白质、脂类、糖类、维生素、矿物质和水等。

正如前边所述，你是由一个个细胞相互黏合而"垒"起来的。但这些细胞不是随便的黏合，而是很讲层次和结构。先由细胞黏合形成组织，这有点像用砖先垒成墙。再由各种组织黏合成器官，这有点像用墙围成屋子。各种器官组成系统，就像由屋子组成一层楼。十大系统组成人，就像一层一层的楼组成大楼。所以从大往小说，你是由十大系统组成的，如消化系统、神经系统等。而系统由器官组成，如消化系统由口、食道、胃、肠、肛门、肝、胰和唾液腺等器官组成。器官由组织组成，如胃主要由黏膜组织、肌肉组织、结缔组织等组成。组织由细胞组成，如肌内组织主要由肌细胞组成。细胞由营养素组成。

第二节　人体结构

在医科大学里，解剖学是一门重要的学问，前后要用一年的时间学习它。我相信你看这本书的目的绝不是想学解剖学，所以在这里我给你讲一讲"另类解剖学"，以便让你快速理解人体的结构。在我讲的时候你一定要想你自己的身体。人体整体上分为头、颈、躯干和四肢。头部主要有脑和眼、耳、鼻、舌、口等感觉器官。颈部把头和躯干连起来。在颈的前部喉结下方的两侧皮下有甲状腺，当甲状腺肿大时，就可以看到这个地方变粗。四肢没什么好讲的，你自己也知道，表面是皮，皮下是脂肪，`脂肪下是肌肉，肌肉下是骨骼。这种结构层次也是人体从外到内的分布方式。人体的绝大多数器官都在躯干部（图41）。躯干部分为胸腔、腹腔和盆腔。胸腔和腹腔之间由膈分开，这样胸腔就形成了一个密闭的空间。上端是颈的根部，下端是膈。而胸腔的四周由胸骨、肋骨和脊椎的胸部围成。胸骨是你前胸正中央的那块骨头，两边和左右两侧的肋骨相连，胸骨的后边是纵隔。胸腔由纵隔分为左右两部分，纵隔里是从颈部下来的食道、气管和进出心脏的大血管。胸腔形成这样密闭的结构是为了完成肺的呼吸功

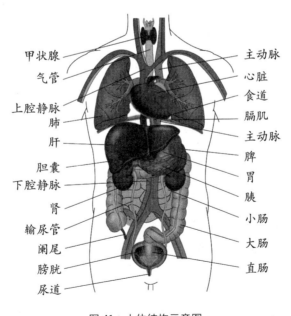

图41　人体结构示意图

能。因为呼吸是靠胸腔气压和外界大气压之间的压差完成的。胸腔里有人体的两大重要器官，心脏和左右两个肺。左右两肺在左右胸腔内，心脏在左侧乳头的下方。

膈即是胸腔的底，也是腹腔的顶。紧挨膈的腹腔器官从右向左依次是肝、胃和脾。肝在你的右肋下，大致位置是从胸骨下端水平向右画一横线，肝在这条线和你的右肋缘之间的右侧肋骨后方。你从身体各器官的位置也能看出谁最重要。人体有五大生命器官：脑、肺、心、肝、肾。所谓生命器官就是没了它你活不了的那些器官。而剩下的那些器官都属于非生命器官，如四肢和胃肠道。

既然是生命器官，身体一定要把它保护好，放到不易被损伤的部位。你看脑，放到人体的最高处，唯恐被什么东西给碰着。所以身体的设计思路跟你的想法差不多，你家里有什么贵重的东西也愿意往高处放，以防被碰着损坏。而且脑还独居一室，受到颅骨的严密保护，很符合其"最高司令部"的身份。

肺和心在胸廓内，有胸骨、肋骨、脊椎骨、坚实的胸肌和背部肌肉保护。脑、心、肺这三大器官把好地方都占了，那么肝这么大个儿的生命器官放哪里呢？正好右肋下部的后面那个地方还有一块空间，就放在那里了，也不错。虽然不如那三大器官的位置好，但因为肝的外面有右侧肋骨，也能得到一定的保护。再说了，人家心和肺也确实有必要在胸腔里，因为它们都要运动，都需要一定的空间。虽然腹前部软软的，容易被击打，但腹后部可是藏匿贵重东西的好地方。当前面受到攻击时，有腹壁和肠子隔着，当背后受到攻击时，有脊椎、后部的肋骨和背腰部厚实的肌肉阻隔，所以身体就把肾放到后腹壁了。你沿着肋骨的下缘（即胸廓的下缘）向后摸，会发现肋骨下缘到身体两侧时达到最低点，而后又向上向后，快到脊柱时，你会碰到腰肌，而肾就在腰肌的内侧，肋缘和脊柱连接形成的三角区内。

腹腔内绝大部分空间都被消化系统的器官占据。消化系统在腹腔内的器官主要有肝、胰、胃、小肠和大肠等，尤其是小肠，有 5 到 7 米长，大肠也有 1.5 米长。消化道应该说是由内脏器官组成的全身跨度最长的系统。它起自口，依次是胸部纵隔后部脊柱前的食管，食管通过膈，与腹腔内的胃连接；其后是小肠，小肠自上而下又分为十二指肠、空肠和回肠；回肠在右下腹部与大肠的起端盲肠连接；而盲肠向上行走，形成升结肠；到肝的下部横向折向左上腹，形成横结肠；在左上腹，脾（位于左肋后，与右侧肝的位置大致相仿）的下部又折向下形成降结肠；到左下腹部又改方向，形成乙状结肠；接着走向腹的正中与盆腔内的直肠相连；消化道的末端是肛门。乙状结肠是结肠炎的高发区，有结肠炎的人往往出现左下腹不适的感觉，尤其是有粪便通过时。小肠有 5 到 7 米长，你看看你的肚子，就知道小肠不可能是直的，应该是反复折叠的，所以俗语说的"这个人直肠子"是不真实的。好像这句话在两种场合较为常用，一种是形容某人心直口快；另一种是形容某人排便快，刚吃完饭就跑厕所了。但真要是有谁的肠子是直的那可就坏了，因为小肠长这么长是有道理的。之所以长这么长就是为了吸收，从消化管道的结构和分布就可以看出人体布局的精妙。

食物先在口腔内经过咀嚼进行粗加工。为了粗加工的顺利进行，还给口腔配备了唾液腺，边嚼边加水，以免食物把口腔内壁和食管的内壁划坏。食管就是一个运输管道，食物经过食道进入胃，在胃内要进行精细的研磨，所以胃的功能更像是一个磨坊的角色。胃的工作是非常繁重的，尤其是食物在口腔加工不到位时，就需要胃做更多的工作。所以吃饭不嚼细不是好事，容易导致胃受伤害。食物在胃内被磨得极细，进入十二指肠后，就与从胆囊来的胆汁和从胰腺来的消化液混合，一边消化一边向下走，到了空肠也消化好了，就开始吸收。需要吸收的营养物质很多，而且吸收是需要时间的。肠道内的物质一边被吸收一边往下走，这就需要有一条较长的吸收管道。到达大肠时，营养物质已经被吸收得所剩无几了，大肠只对水和一些矿物质进行一定的吸收。另外，大肠内有大量对人体有益的细菌生长。之所以说它们有益，是因为它们会产生人体需要的一些维生素，消除人体内的一些有毒物质，如氨。所以大肠内的细菌和人体是一种共生的关系，大肠内的这些有益菌长得好，你的身体也会长得壮。反之，你的消化吸收功能都会受到影响，就会导致你体内营养素缺乏，你的体质自然而然就不行了。

消化系统包括两大部分，即消化管道和消化腺。消化管道就是口腔、食道、胃、肠和肛门这些管道；而消化腺是产生消化液并将它们排入消化管道的器官。主要的两大消化腺就是肝和胰腺。肝细胞产生胆汁，胆汁先经过肝细胞间的极细小的毛细胆管一点一点汇成，从肝管出肝，最后流进胆囊。这就像河流不断地汇集，最后形成一条大河流入大海一样。胆囊没有太多的功能，主要是一个存贮胆汁的器官。在身体里有一个现象很符合逻辑，就是哪个器官干活儿多，它就容易受伤害。比如你的肝，你的心脏。像胆囊这样一个功能不活跃的器官，不应该经常发炎。但现在有很多人患有胆囊炎，这就要找原因了。（胆囊问题在本书的第二部分第七章《肝——健康的大总管》中已讨论。）胰腺在胃的下方十二指肠的左侧，它产生的消化液和胆汁一起排到十二指肠内，与十二指肠内的内容物混合，开始进行消化。

把肠等器官从前面拿开，就可以看到贴在腹后壁脊柱两侧的肾，通过两条输尿管进入盆腔与膀胱相连。盆腔和腹腔没有像膈那样的东西隔开，你摸摸你腰带下边小腹左右两边的那两块突出的骨头，从那里大致水平的平面就是盆腔的上口。多亏那两块突出的骨头，你看人长得多周到，连你系腰带的事都为你想好了。之所以叫盆腔，是因为这个部位的这些骨骼，包括髋骨和骶骨围成了一个盆形。盆腔里也有很多重要器官，从后往前依次是直肠、女性生殖系统（包括卵巢、输卵管、子宫和阴道）、膀胱，膀胱通过输尿管与上边腹后壁上的肾相连。由此可见，直肠和肛门是消化系统在盆腔的部分，膀胱和女性的尿道是泌尿系统的部分。

第二十五章
人为什么要长成这个样子

通过这些讲解，你有什么感觉？一定是觉得很乱很复杂，我在刚开始学医的时候也是这样的感觉。很乱很复杂，甚至抱怨人为什么要长这么复杂，搞得学起来这么麻烦。你多读几遍，再对照着你自己的身体，就会大有收获的。

其实我经常思考一个问题，就是人为什么要长得这么复杂，后来我发现一个天大的秘密，一个人们一直以来搞不清楚而经常讨论的话题，那就是"人为什么活着"。

总体来讲，人是由十大系统组成的（图 42）。呼吸系统和消化系统存在的意义在于给身体提供氧和营养，没有它们人就不能活着。它们是为了活着而长的，而不能回答人为什么活着。循环系统是为了运输氧和营养给全身各细胞，同时把各细胞产生的废物运走，主要运到肾脏排掉，所以也是为了活着而长的。泌尿系统排泄人体的代谢产物，也是为了活着。

上述这四个系统要想正常运转且相互配合相互协调，毫无疑问需要调节系统，所以神经系统和内分泌系统的作用就是对各系

呼吸系统：鼻、咽、气管、支气管、肺
消化系统：口、食管、胃、肠、肝、胰腺等
循环系统：心、动脉、静脉、毛细血管、淋巴管
泌尿系统：肾、输尿管、膀胱、尿道
神经系统：脑、脊髓、周围神经
人体构成
内分泌系统：下丘脑、垂体、甲状腺、肾上腺、性腺
免疫系统：骨髓、胸腺、淋巴结、淋巴组织
感觉器官：眼、耳、鼻、舌、皮肤
运动系统：全身的骨骼、关节、肌肉、韧带
生殖系统：女性：卵巢、输卵管、子宫、阴道
男性：睾丸、附睾、输精管、前列腺等

图 42　人体的系统组成

统进行协调。这么多系统在忙碌着，就怕受到打搅或干扰。所以免疫系统就出现了，任务就是使身体免受各种不良因素的干扰。所以上述各系统都是为了活着而长的。那么剩下来还有三个系统，即感觉器官、运动系统和生殖系统。它们活着就是为了看东西？为了听声音？为了闻味道？为了品尝美味？显然说不过去。运动系统呢，活着就是为了运动？即使是运动员也会否认这种说法。那就剩下最后一个系统了——生殖系统。活着就是为了生孩子？这种说法即使在古代就已经被否定了。有人曾说"孩子是婚姻的副产品"。在现代生活中，会更多地看到活着显然不是为了生孩子。即使在中国，很多家庭结婚后甚至都不要孩子。这种现象在一些欧洲国家更普遍，以至于德国都担心因为他们的国人

不生孩子可能导致德国将来有一天会全部被外来人口侵占。那么人为什么要长这么复杂呢？其实人的全身器官如此复杂、如此高效运转都是为了一个器官的活动，那就是你的大脑的工作。脖子以下所有的努力都是为了大脑。大脑的主要功能是思考。通俗点说，是为了想事儿长的。如果一个人不会想事儿，我们会说他没脑子。如果一个人只知道吃，不思考，没有思想，我们会称其为行尸走肉。所以人一定要有思想。人体本身就告诉我们，人一定要有知识、有思想、有观念。

人活着就是为了传播知识，传播思想观念，人是一个流动的思想体。

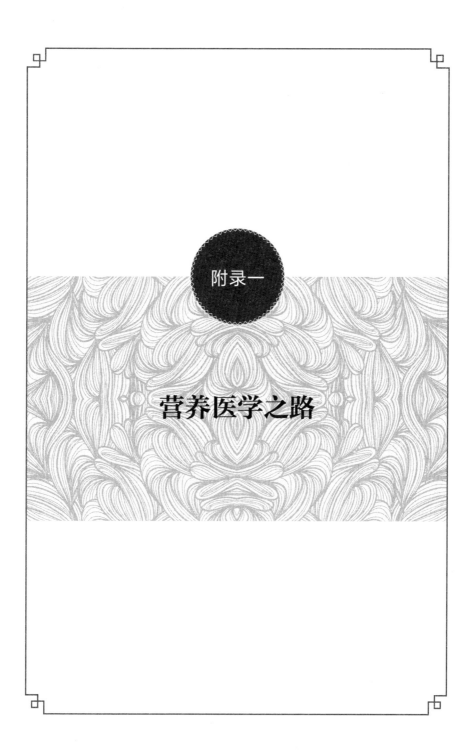

附录一

营养医学之路

我的从医梦

要想探寻我与营养医学的渊源，可能得从我小时候说起。我的三叔是军医，医术高明，深受患者尊重和爱戴，这对小时候的我影响很大；另外，父母的身体很不好，所以我从小就想当医生治好他们的病。

父亲是铁路工人，大约在我五岁时，他在铁路边施工，从一列奔驰而过的火车上甩下一段枕木（就是铺铁轨用的那种方木），正好重重地砸在他的背部和后脑处。后来据他讲，当时他"死"了五天五夜，命虽保住了，但只好因伤在家养病，而且留下了严重的后遗症。每到天气要变化时，比如遇到阴天、下雨、下雪、季节交替等情况，他就浑身痛，人也变得非常烦躁，看什么都不顺眼，我小时候没少因为变天而挨打。

我的妈妈是小学教师，她很不容易，有自己的工作，还得照顾好爸爸，同时还得管好我们姐弟三人。当时家里负担很重，所有压力都落在她一人身上，所以妈妈很累，身体很不好。想想也是，长期这样，谁也受不了，而且她身体不好也跟生弟弟有关，落下了月子病。平时工作时，看她像一个健康人，非常精神、敬业，可是一到周末就一头倒在床上，需要做饭时，才起来给我们做好饭，做完后她也不吃，又继续躺着。所以周末是我最不快乐的时候，看着她一动不动躺在床上，我感觉天都要塌下来了。

从那时起我就想当医生，想把他们的病治好，让他们不那么痛苦，而我也会快乐很多。

就这样，一方面受三叔的影响，另一方面是父母的疾病给我很大压力，所以我从小就立志要当医生。

高考后填报志愿时，我填的都是医学院校，选的专业都是临床医疗专业（学这些专业毕业后能当医生），在是否服从调剂栏（就是是否愿意被改到其他专业，因为医学院校里还有卫生、药学、口腔等很多其他专业），我填的都是不服从，因为其他专业都不能当医生。你看，我得有多想当医生。

1988年，我终于如愿以偿地考入河北医科大学临床医疗专业。当兵是为了打胜仗，学医是为了治好病，但经过大学五年学习，毕业后却不会治病。最让我失望的是，医院里能治好的病没几个，这对我的打击很大，觉得很没面子。

作为医生，如果治不好病，我一生都不会快乐，得继续学习、研究，所以大学毕业后又去读硕士，专业是组织胚胎学，研究方向是男性不育。读完硕士，接着又到北京中医药大学读博士，专业是中西医结合基础，研究方向是睾丸纤维化。博士毕业后，还是没有找到答案，只好参加工作，专业也换掉了，回到河北医科大学从事病理教学研究工作，并开始学习临床病理诊断。2002年，有机会到日本东京大学研修两年，研究肺癌的转移。不论在国内工作时还是在日本的两年，让我魂牵梦绕的，仍是怎样才能把所学专业针对的病治好。结果，我在日本也没找到答案，只好在2004年10月，从日本郁郁而归，但没想到，一场头脑风暴已经在前边等着我了。

营养医学的诞生

　　从日本回国后，我无意中接触到直销，他们销售的营养素给我很大启发，我一直在思考：营养对于人体到底意味着什么？人体吸收它们后在哪里代谢？它们的功用是什么？人体会怎样利用这些营养素？凝视着这些营养素，脑子一刻也停不下来，十几年积累下来的知识在大脑里展开一片混战，定要分出个你死我活。有一天，就像漆黑的夜里突然照进一束光，身处其间的我瞬间把一切看得清清楚楚；也像面对一个十几年未解开的乱麻团，无意中发现一根线头，随手一抻，一下子就全理顺了。

　　十几年了，为了寻找答案，我积累了所有需要的知识，但它们在我的脑子里一直沉睡着，毫无秩序地堆放着。看到营养素后，在不断思考中，它们被一一唤醒，把对的知识有秩序地排好，不对的被清除，新的知识再进来；同时，这些知识开始孕育、发酵。2005 年春节刚过，以修复为基石的全新的营养医学理论框架就形成了。不仅如此，因为认知、观察高度和理解程度的改变，原本或混乱或死寂的周围环境一下子变了，一个鲜活的规律运行的物质世界既呈现在眼前，也运行在心里。我体会到了"得道"的快感，又像自己一直在黑暗中摸索前行，突然一轮红日喷薄而出，眼前的路一下子就清晰了，心里一下子就亮堂了。

全新理论框架的形成不是终点，而是起点，它引领我重新认识人体内在的运作规律，重新认识和诠释各种疾病发生、发展的原理，深度思考那么多病都治不好的根本原因，并提出全新的治疗思路。比如：Ⅱ型糖尿病的根源在肝；冠心病的叫法有误，不应该叫冠状动脉粥样硬化性心脏病，而应该叫冠状动脉粥样硬化性肝病；等等。理论框架像骨骼，对各种疾病的重新认识像血肉，这样，一整套全新的营养医学理论体系就在很短的时间内丰满起来。

看到这里，你会有什么感觉？是不是认为营养医学完全是我"编"的，是在极短的时间内"编"出来的，似乎违背了科学研究的基本模式——实验研究，所以并不可信。看看我以往的求学经历，似乎更不可信，除了大学本科学的是临床医疗专业，有一点点临床经历外，以后做的都是基础研究，没有临床经验。但营养医学当然不是"编"出来的，是在发现人体内在规律之后，在更高层面上重新审视我所掌握的西医、中医、营养学知识，促使它们重新整合、融合、孕育、发酵，最终形成的治疗人体各种疾病、维护人类健康的一套全新的理论体系，是西医、中医和营养学发展的最终归宿。

事实上，很多伟大的理论都是这样产生的。老子没有治理过国家，但他发现了"道"，从"道"参悟治国之策，被历代王朝推崇。我以修复为基础，创立营养医学，我有幸是中国人，正是中华文化的熏陶让我拥有了大思维。没有缜密的逻辑思维，是不可能洞察真知从而形成这样一套理论体系的，当然，在这一过程中，要不断努力学习。

理论形成后，我虽然毫不担心它的正确性和科学性，但毕竟还没有经过实践的检验，所以从 2005 年开始，我便去全国各地举办讲座宣传营养医学。讲座有直销行业组织的，也有非直销行业组织的。我之所以到处宣讲我的营养医学理论，一方面是希望通过讲解和被提问，或被质疑而促使我不断丰富完善我的理论；另一方面，谁听懂了，愿意尝试，我就用营养医学的理论给谁治疗，以检验预期效果。实践是检验真理的唯一标准，通过两年多的打磨，这一理论已日渐成熟。

虽然理论越来越成熟，但到 2007 年 2 月，它还没有一个名字。我思考了几天，感觉医学尤其是西医，营养治疗是短板，营养在治疗中一直是辅助角色，像个跟班小弟，而营养医学理论的一个重要特点就是在大多数疾病的治疗中，营养治疗是主角，起主导作用，西医、中医的治疗方法起辅助作用。当然，有一些疾病还是以西医或中医的治疗方法为主导，所以我的理论体系中，不仅有营养治疗方法，也包括西医、中医的治疗方法，也就是说，医学治疗也是营养医学理论体系的一部分。换句话说，营养医学不是单纯使用营养素治病的学问，而是根据需要，动用包括营养治疗在内的一切行之有效的方法来治疗各种疾病，维护机体健康。营养调理是它的重要特征之一，而实现身心合一的健康是它的最高追求，力求让每个病人都实现身心合一的健康。基于上述考虑，取名"营养医学"比较合适、贴切。到网上检索发现还无人使用营养医学这个名字，正合我意，于是为它取名"营养医学"（Nutrition Medicine 或 Nutrimedicine）。

出版营养医学专著
——《失传的营养学：远离疾病》

　　给营养医学命名，一方面是因为我知道它是一个庞大的理论体系，而且一定会在未来大行其道，没个大名显然说不过去；另一方面是因为我想写一本书，一本既科普又专业的书，把这个理论介绍给所有人看。虽然我已经在全国各地讲了两年多课，但听讲的人数仍非常有限，如果写成书，所有需要健康的人都可以读得到，而且可以反复读（这本书中的理论也确实需要反复读）。于是2007年8月的一天晚上，我登上了从石家庄开往烟台的火车，我的目的很明确——去写书。

　　"万事开头难"，书的开头我就用时一周。这是一本科普书，要让不懂医的人也都能看懂，你想想这有多难。以往写专业的作品，从不用考虑读者能不能看懂，看不懂是你的水平问题，说明你的专业水平不够。但对于一般读者，这就成了第一大问题。我反复写了很多个版本的开头，最后才决定用这种最易被接受的聊天、讲故事的形式来写。在这本书的写作过程中，又进一步完善了营养医学理论的系统性。心里想的是一回事，说出来是另一回事，如果再写出来，又是一回事。所以在写书过程中，又进一步明确了一些重要概念，比如大家经常说的"病是吃出来的"，为什么这样说？依据是什么？怎么能解释清楚？记得当时写这段时，把标题写出来之后就写不下去了，虽然心里清楚，但就是不知怎么写才好，憋了一个下午也没写出一个字，到晚上就放弃了，没心情写了。到凌晨三点多，突然醒来，感觉可以写了，马上穿好衣服到客厅，写了两个多小时，完成后又回去睡了。

　　总体上讲，书写得还算顺利，只花三个月时间就写完了，但出书遭遇了"难产"。首先是我找的出版社都不懂这本书的价值，所以不敢把书稿交给他们出，担心他们把这么好的理论给耽误了，最后才选定世界知识出版社。其次是2008年，发生了很多事情，也影响到书的出版。再次这本书的内容过于超前，听起来就很让人怀疑。还好，通过几次接触后，他们觉得我是专业人员，又是医学博士，我出书不是为了别的，就是为了著书立说，再加上我这个人看上去也不坏，还算诚实，总之，世界知识出版社终于同意出版这本书了。现在想想，仍然佩服他们当时的勇气。书的责任编辑是吴捷老师，我当时就告诉她，"吴老师，将来你们出版社会因为出这本书而感到骄傲"。真不知道他们是否感到骄傲了，但至少出书后，他们接电话的工作量又大了很多，因为全国各地的读者、病人找不到我，就给他们打电话。

等待出书的这一年，也是我有生以来经济最拮据的一段日子。为了写书和出书，我大概有两年左右的时间谢绝一切邀请，结果经济来源断了，坐吃山空，到最后没办法，只好借钱。因为没钱，只能租没有暖气的毛坯房住。烟台靠海，风大，冬天非常阴冷，下雪时，外边飘着大雪，屋里冰凉透骨，总想喝点热水暖暖胃；吸入的冷空气刺激得胃痛，而且因为冷空气刺激，经常引起阵阵咳嗽。冷得实在受不了，只好到市场去买一点烤羊肉串儿时烧的那种煤（六棱柱形，中央有孔），放在不锈钢盆里点着取取暖，结果刚暖和起来，又煤气中毒了，差点儿把命丢了。今天讲起这些，我都为自己感到骄傲，因为在那么艰难的情况下，我并没有急着出这本书，也并不难过、慌乱，我知道我的明天会很好。

没钱出书，只好找大学同学翟佳借。那会儿感觉自己最大的本事就是借钱。没钱吃饭，借！没钱出书，借！没钱做封面设计，借！总之，就这样磕磕绊绊一直往前走，终于在 2008 年 11 月，关于营养医学的第一版图书——《失传的营养学：远离疾病》和读者见面了。给我打电话的第一位读者是印刷厂的装订女工，她说装订时看到我的书，觉得写得真好，想咨询一下她孩子的健康问题。看到这里，你说我的书是不是要火。

《失传的营养学：远离疾病》一经出版，立刻引起极大反响。首先是在直销界，这也可以理解，一是曾经三年多的时间里，我都在直销界讲我的理论，二是大多数直销公司都生产销售营养素，但销售人员一直苦于不能说清楚身体有问题为什么要使用营养素，而我的书为所有销售人员做了背书。但我的书不是专门写给直销人员，是给所有热爱健康的人写的，所以直销界以外的反馈也很快涌来，每天接到很多邮件、电话，有的人甚至千里迢迢找上门来。

盗版书在新书出版一个月后就已经出现。朋友打电话给我，把这一"噩耗"告诉我，我平静地说"知道了"。他们很奇怪我的反应，其实我认为盗版是社会发展到一定阶段的产物，必须要从国家层面解决，以我个人之力是解决不了的，而且我也没有时间和精力管这些事。后来发现盗版也并不是"一无是处"，它有五六个版本的盗版，首先说明《失传的营养学：远离疾病》有价值，非常受欢迎；其次盗版极大地加速了这本书的传播，可以说，我就是靠这些盗版书出的名。很多人拿着盗版书找到我，还请我在书上签名，签完名后，我还提醒他们注意盗版书中的错别字。也有人拿着盗版书跟我说，"王博士，我觉得这本书内容很好，就是错字太多，印刷和装订太差了"，弄得我哭笑不得，也是他自己运气不好，拿的是质量最差的一个版本的盗版。

几年后，大概是2011年的暑期，福建的朋友邀我去开讲座。

　　在福建寿山县遇到一位企业家，谈到《失传的营养学：远离疾病》的出版发行时，他说："我要是你，就先在美国出版，等美国人认可了，再在国内出版发行。"我说："不行，没有中国的传统文化，就不可能有我这样的大思维，它既然是在中国生根发芽，就要在中国开花结果。"他说，"你那是知识分子的想法"。我则回应他，"你那是商人思维"。

　　经过几年的实践检验，证明营养医学理论体系是站得住脚的，方向是正确的。同时，经过不断实践和思考，我对人体内在规律和疾病的发生、发展有了更深刻的认识，所以修订《失传的营养学：远离疾病》提上日程，2012 年末，《失传的营养学：远离疾病》的修订版面世。

营养医学的实践和推广

一、营养医学初期实践

《失传的营养学：远离疾病》出版之后，全国各地很多病人到烟台拜访我，希望得到我的指导。为了接待方便，我在烟台开了一个工作室，取名"绿洲健康俱乐部"。这让我有机会接触更多的病人，并能近距离观察治疗效果和改进治疗方案，极大地促进了营养医学技术的发展。正如前边所说，营养医学不是只使用营养素治疗疾病的科学，而是需要营养治疗与其他医学治疗有机结合。营养医学涵盖今天医学的所有领域，不仅如此，还要在现有医学治疗方法的基础上创立新的、更有效的治疗方法。

在此期间，我们验证了书中所说的各种理论，胃病、慢性腹泻、冠心病、糖尿病、高血压、脂肪肝、痛风、痛经、更年期综合征……都可以得到理想救治。不仅如此，对失眠、强迫症、抑郁症、精神分裂症的治疗效果也比较好。与此同时，我对各种疾病的认识更加深入，如对于骨关节病、头痛、股骨头坏死等病，在营养治疗的同时，还需要采用中药热敷、针灸或刺血的方法才能得到令人满意的效果。

从几个典型病例的治疗中，你可以体会到什么是营养医学。

1.强迫症1例。患者已经用各种方法治疗了八年，病情越来越重，找到我时，正吃着六种西药，其中有盐酸氯米帕明片，一次吃三片，一天吃三次，可见病情的严重程度。根据她的身体和精神状况，我给她开了一个营养配方，并在执行营养配方两周后，开始给她做心理疏导和针灸的暗示性治疗。用了两年半的时间，效果良好。

2.再生障碍性贫血1例。病人在天津血液病研究所确诊后就联系到我，从发病到痊愈，没有使用一粒西药，完全按营养医学的治疗方案执行。使用我给她的营养配方的同时，根据我的要求，到医院输成分血或全血；发烧时，根据我的要求，到医院退烧，三年后取得很好的治疗效果。

3.心绞痛1例。患者为八十岁老人，从新疆到烟台看儿子，到烟台后发病，夜间发作频繁，含服硝酸甘油仍然反复发作，自己也非常害怕。给营养配方，包括忌口、饮食调整加营养素配方，执行三天后，各种症状有效缓解。

二、远程调理模式的形成

营养医学是一个全新的理论体系，人们很难理解吃药都好不了的病，怎么可能通过营养调理、执行营养配方就能好？！

要通过不断宣讲，让需要的人听明白，于是宣传先行。我在电视节目中宣讲营养医学理论，留下电话，让听懂的人、想尝试的人打电话，而我不可能去接电话，因为没时间，也接不过来，这就需要有专门的人来接电话，400 客服平台（即客服中心）因需而生。咨询者打进电话，不能乱问乱说，需要客服把我想问的问题问明白，记录清楚，于是我设计了一套表格，叫会员健康信息表，由客服代我向需要营养调理的人问询，一边问询一边帮助他们填表记录。健康信息表包括一般信息，如姓名、性别、年龄、身高、体重、家庭住址等；生活信息，如饮食习惯、吸烟史、饮酒史、喝咖啡史、喝茶史等；还要记录会员有哪些症状和体征，以及目前被医院诊断出的所有疾病。这样形成的信息表，实际上就是一个病例档案，所以这个过程也可以被称为建档。客服人员把整理好的信息表和化验单上传到北京，我在北京组建技术中心，由我利用营养医学的专业知识分析这些信息表，然后给出营养配方，发回 400 客服中心，由客服人员电话通知会员，并给会员按配方寄去他需要的营养素。营养配方里不单是营养素配方，还包括忌口、饮食、运动等重要的指导信息，会员执行营养配方的过程中，由指定的客服跟踪他的调理效果，并定期向我反馈，再由我根据会员病情变化给他调整营养配方，一个完整的适合远程营养调理的专业指导服务系统就这样形成了（如下图）。

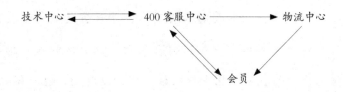

　　从营养医学专业角度讲，一个全新的治疗模式，即适合远程营养调理的专业指导服务系统就被创建出来了。远程治疗有很多优点，一是高效。当病人与医生见面后，他往往希望把想说的都告诉医生，而对于医生来讲，病人所说的有用信息并不多，这样会浪费医生大量时间，而医生如果打断病人想说的，又会让病人心里不舒服，导致病人不放心，产生心理压力，对医生的信任度大大降低，这些都会影响到治疗效果。以我给人看病的经验推算，面对面给病人看病时，一天能看十到十五人，这也是一个医生的最佳工作量。远程治疗，不需要见面，只需回答问题，没有病人的干扰和问东问西，我在一个安静的环境里工作，这样，一天能处理300份以上的病人信息。二是大大减轻病人心理、身体和财力上的负担。打破了地域限制，病人看病从容很多，舒服很多，他们不再需要长途奔波，不再担心挂不上号，无须到陌生的城市，只需在家里按营养配方认真执行就可以了，节省了人力、物力和财力。三是可以充分利用现有的医疗资源。虽然不需要与我见面，但需要他到当地医院做一些必要的检查，甚至需要找当地医生进行必需的辅助治疗。

四是变被动为主动。以往是医生坐在医院里等着病人上门，现在是我更主动，医生和病人之间的互动反而会大大增强。五是对医生的要求很高。因为病人在千里之外，要求医生洞察病情，做到"运筹帷幄之中，决胜千里之外"。四年时间，我专业指导了近十万人，证明了营养医学的有效性、广泛适用性和先进性，不但对胃病、肠炎、糖尿病、冠心病、脑血栓、痛风、精神类疾病、自主神经功能紊乱、神经官能症等常见病和多发病有很好的效果，像类风湿性关节炎、系统性红斑狼疮、血液病、过敏性紫癜等不太多发的疾病及很多疑难杂症也都得到了很好的救治。

三、建立健康乐园，技术接管医院

在这四年的实践中，反映出的最大问题还是信任问题。很多人成为会员，却没有参加营养调理；很多会员参加调理却仍不相信营养调理能解决他的身体问题；或不认真执行营养配方；或不能坚持继续执行营养配方而过早地放弃治疗。为了解决信任问题，并教会会员怎么做才是认真执行营养配方，我曾先后在河南郑州、辽宁朝阳、山东济南、江苏南京、吉林长春、上海等多地建立健康家园，会员可以自愿到健康家园实地考察，并接受指导，帮助了一大批不能很好执行营养配方或有疑虑的会员。

河南郑州的健康家园是一家医院，2014 年 10 月，我们在河南郑州黄河宾馆旁边承包了一家糖尿病医院，由我对医院进行技术改造和指导，包括对来此治疗的会员，以授课的方式进行心理疏导，按营养配方的内容教大家怎么吃饭，怎么运动。同时增添必要的理疗措施，如中药热敷膀胱经、精油推背以及到医院的理疗科进行更有针对性的各种理疗，如中药熏蒸、矫正、拔罐、按摩、艾灸等，根据需要制订针对性的理疗方案。个别会员需要中药治疗时，由医院的老中医诊治；一些会员需要吃西药以控制症状，医院有医生给出指导意见。

这是营养医学诞生以来第一次技术接管一家正规医院，虽然没有完全技术接管，但效果也是惊人的。在一周的时间内，很多血糖、血压一直降不下来的会员，血糖降下来了，血压降下来了；来时要人搀扶才能走路的病人，能上下楼跑起来了；挂着拐杖来的脑血栓患者走时扔掉了拐杖。

营养医学没有中医、西医、营养的界限，也没有心内、脑内、儿科、妇科这样的科室界限，专业分析和治疗时，针对的就是这个人和他身上所有的病。所以它是一场医学和营养学的变革，它告诉我们，病就应该这样治。但一年后，我们撤出了这家医院，原因有两个：一是并未实现完全技术接管，二是经营不善。医院里的医生，中医还是中医，西医还是西医，没有接受过营养医学的系统培训，不能完全按照营养医学的技术标准工

作，甚至产生技术分歧，造成技术风险，通俗地说，就是不能
做到我怎么说他们就怎么做。在经营上。一方面会员到医院治
疗都是免费的，另一方面又不在当地展开宣传，等于坐吃山空。
但无论如何，它还是验证了营养医学的可行性和光明前景。

营养医学的发展与完善

一、开办"芩（qín）连堂"

远程调理充分发挥了营养调理的作用，只要能按营养配方执行，在家里和在医院的效果应该是一样的，甚至在家执行营养配方的效果会更好一些，因为家里不存在像医院那样的让病人紧张的氛围。但远程治疗也有一个缺陷，就是在医学治疗层面完成得不够到位，只能在营养配方中建议他去做什么样的治疗，或去找当地医生做什么治疗，病人到底去没去，当地医院或医生能不能很好地完成所需的治疗，或他们有没有相应的治疗技术，都不能通过远程指导来掌控。例如一位糖尿病患者，在远程营养调理的过程中，有一天突然出现头晕、脖子痛、后背明显不适、血压升高、呕吐等，他将症状、体征通过客服反馈给我，很明显，这个会员颈椎病犯了，所以建议他到当地医院治疗颈椎病。当地肯定有治疗颈椎病的地方，但治疗颈椎病最有效的方法是颈椎矫正，而不是按摩、中药或其他仪器治疗，他是否能找到一位合格、称职的矫正医生，就是问题了。

随着远程营养调理的推进，相应医学治疗跟不上导致效果不能进一步提高的问题越来越突出，很多会员因此而放弃继续远程营养调理，他们认为前期效果非常好，怎么后边就不再改善了呢？营养医学很容易让人误解为就是吃营养素，其实真正的营养医学是要对一个人全面治疗。需要对他进行营养调理，就给他营养配方，而营养配方里也不单纯是营养素配方，还包括忌口、饮食调整和运动。如果需要对他进行医学治疗，要确定和实施对应的医学治疗方案，如吃药控制过高的血糖、血压，针灸以缓解疼痛等。需要心理疏导就进行心理疏导，甚至需要文化治疗就给予文化治疗。您应该第一次听到"文化治疗"这个词，至少至今我没有看到哪位医生使用过这样的表述，国内国外都没有见到过，但在医学治疗中，文化治疗应该是其中极重要的一部分。这个词是我给起的，即通过文化讲解，调动患者的积极性和强烈的战胜疾病的信心。如何合理、有机地使用各领域的方法是最高级的技术。还是那句话，营养医学是对一个人全面的治疗。正是为了满足这种迫切的需求，2016年初，我们开始筹备开办门诊，通过门诊来实现对一个人疾病的全面接管。2016年10月，第一个以营养医学理论为基础的门诊——芩连堂传统中医门诊部在石家庄开业。看到这名字，你肯定会问"不是中医门诊吗？为什么偏要说是以营养医学理论为基础？"因为目前相关部门审批的门诊不是中医门诊，就是西医门诊，以营养医学门诊进行申报根本就不可能成功；同时，在远程营养调理过程中，一些人需要大量中医的理疗方法来进行辅助治疗，所以申请中医门诊也很合适。应该说，芩连堂是世界上第一家以营养医学理论为基础的医学门诊。我在门诊创建了一系列技术流程，以配合病人的营养调理，成效显著，对胃病、肠炎、哮喘、自主神经功能紊乱、抑郁症、焦虑症、精神分裂症、失眠、头痛、乳腺增生、甲状腺疾病、高血压、冠心病、脑梗死、肿瘤术后、放化疗后康复以及各种疑难杂症等几十种慢性病都取得了令人满意的治疗效果。

二、创建松解技术

2016年12月，由我亲自创建并编排的一项重要技术在芩连堂诞生，取名"松解"。顾名思义，松解就是通过一系列手法治疗把紧张或粘连的肌肉、韧带、软组织松开。它是将组织学、细胞学、解剖学、经络学、生物力学、神经生物学等诸多知识融合后，综合了矫正、推拿、按摩、理疗等多项技术创建出来的，主要包括面部松解、颈部松解、背部松解、腹部松解、乳腺松解、盆底松解、臀部及髋关节松解、膝关节松解等。

松解无疑是一次治疗技术上的创新。远程营养调理的功效已经十分强大，为什么还要创立松解这样的治疗技术呢？很简单，因为需要。营养调理主要解决人体代谢层面的问题，Ⅱ型糖尿病是典型的代谢性疾病，常见的还有低血糖、肥胖、痛风、高血脂和脂肪肝等，其实每一种疾病都存在代谢产生问题的情况，都需要营养调理。与此同时，一些疾病是以结构出问题为主的（可以称为结构性疾病，目前医学上没这种称呼），比较典型的是骨关节疾病，如颈椎病、腰椎病，松解最初就是为了解决这些结构问题而创立的。很多代谢性疾病会伴有结构问题或导致结构出问题，很多结构性疾病也会伴有代谢问题或导致代谢出问题，这就需要营养调理和松解治疗相结合进行，只是这两种治疗方法在不同疾病的治疗过程中所占比重不同。因此松解技术的出现对营养医学来说非常重要，在治疗中发挥的组合拳作用日益凸显。

在门诊部，根据患者的不同情况，先由主任、专家为其进行准确的检查诊断，制订综合松解方案，然后由熟练掌握松解技术的专业医师实施松解治疗。治疗过程中医患相互配合，不断沟通调整，大部分患者都收到了非常满意的效果，特别是对于一些困扰患者多年的疑难杂症，松解疗法更是大显身手。

松解是中医治疗技术的一次飞跃，可以说是中医手法的集大成者。它涵盖了刮痧、拔罐、针灸、推拿按摩、矫正和热疗等众多技法，并达到上述技法想实现但不能实现的效果。同时，它还可以进一步和中医原有技法以及中药治疗再进行有机结合，共同发挥作用，从而达到令人满意的效果。严格地说，松解虽然诞生在中医门诊，貌似一种纯中医技法，其实它的血脉并不"纯正"。没有对人体组织学、解剖学、生理学、病理学、运动力学、筋膜学、内科学、外科学等众多现代医学的深刻理解，而仅靠阴阳五行、藏象学说、中医经络学、腧穴学、针灸学、推拿学、正骨学等中医理论，是不能形成这种集大成技术的，换句话说，松解正是中西医融合的产物。

松解技术经历了一个摸索、发展的过程，最终发展为成熟的松解技术。我们最先开展的是背部松解，逐渐又扩展到腹部松解、颈部松解、面部松解、乳腺松解、盆底松解、臀部及髋关节松解、膝关节松解等，可以说，全身每一部位只要需要都可以进行松解治疗。像颈椎病、腰椎病等所有骨关节疾病自然要用到松解技术，但松解能帮助解决的问题远不止这些，它的适用范围非常广，可以说是从头到脚，从里到外，主要包括以下方面。

1. 失眠、头痛、头晕、耳鸣、大脑供血不足、高血压、癫痫、帕金森病、老年痴呆以及脑血栓和脑出血后的康复。

2. 颈椎病、咽喉炎、不明原因的干咳、落枕、甲状腺疾病（包括各种甲状腺炎、甲亢、甲减和甲状腺结节）。

3. "老慢支"、慢阻肺（肺气肿和肺心病）、哮喘、间质性肺炎、乳腺增生、乳腺癌术后康复、肋软骨炎、肩颈病、背部疼痛、肩背部的各种劳损、肩关节炎、胸闷、心慌、气短、感冒及感冒引起的各种症状（如头痛、发烧、咽痛等）。

4.各种胃病（从部位上分，包括食管反流、贲门炎、胃窦炎；从病理类型分，主要是浅表性胃炎、萎缩性胃炎等）、结肠炎（尤其是乙状结肠炎、盲肠炎、慢性阑尾炎）、慢性盆腔炎、附件炎、宫颈炎、子宫内膜炎、小的子宫肌瘤、痛经、非感染性尿频或排尿困难、肥胖、腹泻、便秘。

5.腰椎病、腰肌劳损、骨盆不正、骶髂关节病变、坐骨神经痛、梨状肌损伤、股骨头坏死、前列腺肥大、子宫脱垂、膝关节病变（如骨质增生、退行性病变、老年性膝关节炎、半月板损伤等）、糖尿病足、各种急性物理性损伤（如急性腰扭伤等）。

6.各种精神类疾病或障碍，如抑郁症、焦虑症、强迫症、精神分裂症、青春期逆反、青春期各种心理障碍（如青春期抑郁症）、产后抑郁症。

7.自身免疫性疾病，如强直性脊柱炎、类风湿性关节炎、克罗恩病、干燥综合征、银屑病（牛皮癣）。

8.多种疑难杂症。

几年来，通过松解治疗和营养调理相结合，已经帮助了很多人，这里介绍几个案例，让我们一起分享他们的快乐。

1.魏总，石家庄人，五十多岁，已经执行远程营养调理三年多，有很多好转，但他的顽固性失眠一直不能获得满意效果，每天夜里只睡一两个小时是常事，经常整夜睡不着。经过背部松解、肛周松解，后来又加上腹部松解进行治疗，三个月后的一天，魏总高兴地跑来报喜，说自己一宿睡了五个多小时。他分享道："睡得很沉，很解乏，也很过瘾，感觉好极了，太开心了，看哪里都那么痛快。"

2. 高姓老人，六十多岁，曾是小学老师，患失眠、甲减、尿频，一夜跑五六次卫生间。参加远程营养治疗几年，身体有所好转，但不能完全恢复正常。营养调理的同时，根据他的情况，我们先后给予颈椎矫正、背部松解、腹部松解，盆腔松解，配合少量中药安神，一个多月后，效果良好。

3. 刘先生，一位三十多年的自主神经功能紊乱患者，伴有严重头痛、失眠、乏力、情绪不稳、胃肠功能紊乱、口鼻干燥、左耳严重耳鸣。他每天坐卧不宁，四处求医，用尽各种方法，跟我说没人能治好他的病。我详细询问了他的病情以及发生、发展过程后，确定了先解决自主神经功能紊乱、再解决最困扰他的耳鸣和口鼻咽干等症状的思路。通过颈部松解、背部松解、腹部松解、营养调理、中药滋阴降火和长跑等综合治疗，取得满意效果。

4. 李女士，宁波人，三十多岁，有严重的自主神经功能紊乱，一身严重的牛皮癣。原来每天愁眉苦脸，闷闷不乐，心事重重，胡思乱想，想法负面消极，睡眠不好，胃部不适，乏力。

牛皮癣更是无处不在，头上、脸上、上肢、躯干、双腿，没有一块光滑干净的皮肤。为了不吓人，她出门戴帽子，围纱巾，戴长长的手套，看上去很讲究很高雅，其实是怕人看到牛皮癣，吓到人。她从来不敢穿裙子，因为腿上最严重。通过营养调理与松解治疗相结合，其自主神经功能紊乱症状缓解，她每天面带从容的笑容，睡眠好了，身上有劲儿了，胃部不适症状消失。最让她开心的是，可以扔掉帽子，扯下围巾，脱掉长手套，大大方方穿上无领无袖露着大长腿的裙子了，十几年爱美的梦想终于实现。

松解技术的出现很好地体现了以下三点：1.营养医学不是单纯使用营养素治疗疾病的科学。2.松解治疗与营养调理的完美结合进一步证明，营养医学是建立在中医、西医和营养学三大科学基础之上的一套全新理论体系，是中医、西医和营养学三大科学融合发展的产物。3.松解是营养医学在治疗技术上的重要组成部分，它的出现使得营养医学不论在理论上还是在技术上越来越全面，越来越丰满，越来越成熟。总之，松解在营养医学中的作用不可替代，可以说它占据了营养医学的半壁江山。

营养医学涵盖内容相当广泛，不仅包括中医、西医、营养学，还包含了人文、精神等很多内容。根据治病和维护健康的需要，它可以从人类生活的各个领域汲取营养来丰富自身的知识体系，帮助患者实现身心合一的健康，因此具有广泛的包容性。

以西医的"修复"概念为基点（当然其内涵已经发生巨大改变），站在中医"道"的高度认识人体、认识疾病，使它具备有机整合一切的能力。营养调理可以和中药治疗有机结合，各自完成所要完成的任务，最终二力合一，达到完美效果，用中药时当然要遵循中医的阴阳五行、中药的寒热温凉平特性。营养医学还可以借鉴中西医诸多知识、技法创建独到的松解技术，使它们相辅相成，达到事半功倍的效果。当需要时，营养医学也不排斥西医的外科手术治疗，因为手术治疗也包含在营养医学治疗手段之内，但是否需要手术，不是以西医的理论来判断，而是由营养医学知识体系决定。

经过十几年的发展，不论是在理论上还是在技术上，营养医学都日臻成熟。简而言之，营养医学是在中医、西医、营养学的基础上发展而来的全新的理论体系，利用包括营养治疗在内的一切有效治疗手段让患者实现身心合一的健康。它的出现必定会成为人类健康史上的大事件，因此需要对这一知识体系进行更全面更清晰的记述，所以就有了这个版本——《远离疾病》，到目前为止，所能记述的最后一件大事就是此版本的出版。

最后，祝营养医学不再坎坷，行稳致远。

附：营养医学大事记

时间	事件
2005年2月	营养医学理论诞生
2007年2月	把该理论定名为"营养医学"
2008年11月	《失传的营养学：远离疾病》第一版出版
2012年12月	开始为患者开展远程营养调理
2014年10月	营养医学技术首次进入河南郑州一家糖尿病医院
2016年10月	建立第一个以营养医学理论为基础的门诊
2016年12月	创建松解技术
2017年9月	9月25日，启用营养素品牌——基动
2021年1月	《远离疾病》出版发行

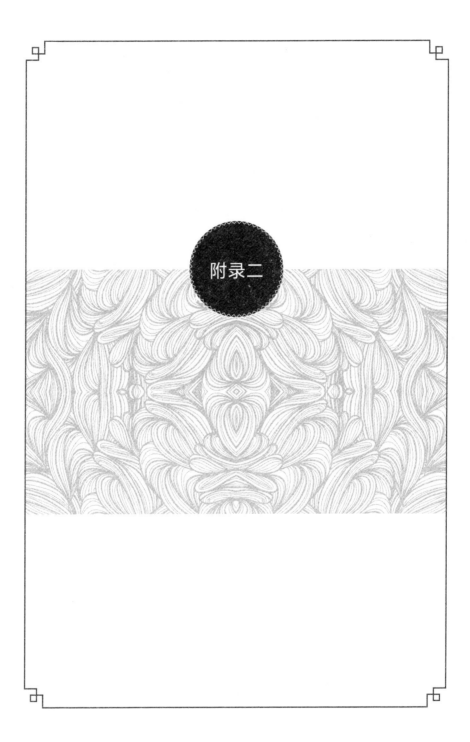

附录二

观念改变生活，知识指导健康

我叫侯智光，男，1979 年生，河南洛阳人，是我县国土资源局职工。

我本是一个有理想、有抱负、对生活充满希望的人，我热爱生活，积极向上，兴趣广泛（喜欢运动、交朋友），助人为乐，自信的我觉得全世界都充满了阳光和喜乐。

有人说："不幸发生在别人身上是故事，发生在自己身上那就是悲剧。"可大多数人都觉得悲剧离自己很远很远，包括我在内。谁知天有不测风云，就在几年前的一天，我突感身体不适，而在此之前毫无任何征兆。那时我几乎每天都要打一场球，体力精力都很好。有一天，我突然感到情绪低落，遇事不安，想法也极端，爱钻牛角尖，总是自责，悲观厌世，肢体酸软，无精打采，食欲不振，胸闷气短，头发也在脱落，身心疲惫不堪，生活一下子跌入了深渊。

曾经，我向朋友夸海口："天下没有我吃不下的饭，也没有我睡不着的床。"可在现实面前，我不得不收回曾经轻狂的话语。那段时间，我觉得自己不是在生活，而是在艰难地活着，可以说度日如年，并多次有过轻生的念头。我一次次徘徊挣扎在痛苦的边缘，每天都要面对身心不适带来的折磨。

我不断自我调整，但收效甚微。接着就四处求医，到县、市医院看中医、西医，找过赤脚医生，烧过香拜过佛，也找过巫婆，看过心理医生等。我的天啊！这一圈下来，我被折腾得疲惫不堪，极度憔悴。中医说我是亏症；西医却检查不出毛病；巫婆说我遇见了鬼；到最后我几乎是麻木了，感觉生活暗淡无光。因为一直找不到病根，我很失望，花去数万元诊治费仍无济于事。我的思想压力很大，亲人、朋友、同事们都很关心我，也时时安慰我、开解我。我的妻子更是理解、体贴、鼓励、支持我，对我不离不弃，我没有任何理由离她而去。可糟糕的身体状况就是让人打不起精神，振作不起来。我非常痛苦，也不知在以后的道路上该何去何从，更不知在寻找答案的道路上哪里是源头。

就在我无望甚至是绝望之际，无意间在单位会议室的角落看到一本书，名为《失传的营养学：远离疾病》。迷茫的心、疲惫的身躯也不知哪来的精神，顺手翻看了几眼，里面的内容一下子就把我吸引住了。于是会议结束后，我就把这本没有主人的书"拿"走了。回到办公室，近几个月几乎坐不住的我，竟然坐下来看起了书，越看越觉得浑身来劲儿。从字里行间，我似乎隐隐看到了希望，感觉一根救命稻草就在眼前，我死死地抓住它，不敢有丝毫的懈怠。但因为身体的缘故，15万字的一本书，我花了整整 3 个月的时间才看完。书中的内容浅显易懂，且有理有据；更为重要的是，书中阐述了所有的疾病都有治好的可能，这让我看到了一丝希望。作者写道："一直以来我有一个梦，有一天我要治好天下所有人的病。"那一刻，我也有一个梦，不管天涯海角，有一天我要找到作者，并且要尽快、尽一切力量找到他。紧接着我和爱人四处搜索作者的信息，因为书不是正版的，里面没有作者的任何信息，找起来真是太难了，简直如大海捞针，让人摸不着头绪。我不断在网上查信息，发帖子……皇天不负有心人，几经周折，三个月后终于在一位好心网友大姐（她的家人是作者的病人）的帮助下，见到了作者，他叫王涛。

我在他烟台的"绿洲益生健康俱乐部"与他见了面，我叙述了几年来的经历与苦衷，我爱人也做着补充，并有些哽咽。而他却嘴角微笑，好像对他而言，我这哪是病呀，简直就是小儿科。不过那天我在他的俱乐部看到前来就诊的，确实都是些癌症、血液病之类的病人。当我们叙述完我的情况后，他告诉我身体没多大问题，心理也没什么大问题，什么药物都不要用，用营养素百分之百可以康复，顶多做一些心理疏导。说话的同时，他为我建立了档案，如身高、体重、血压等。

说实话，对于他提供的治疗方法，我是很疑惑的，因我四处求医无果后，也服用了大量的营养素，都没起到什么明显作用，他用营养素调整能行吗？心里虽然犯嘀咕，可对他书中的一整套体系，我还是很认可的，也愿意相信他。尤其是去他家中见到他妈妈以后，更加增强了我的信心。别看他头顶博士学位，但为人非常随和可亲。我原本想略表一下心意请他吃顿便饭，不料反被他请到家中用餐，那天中午是他老娘（王博士这样称呼）亲手做的饭菜。阿姨看上去60岁左右，不料一问才知都已74岁了，可看起来是那样精神爽朗。吃饭时一聊又知，4年前老人家几乎是集十几种病于一身：糖尿病、高血压、胆囊炎、颈肩腰部疼痛、胃炎、过敏等，经过她儿子这几年的调整，再去医院检查，各项指标几乎完全正常。阿姨老家在河北，有一次回老家，很多亲戚四邻都认不出阿姨了。王博士非常幽默地说道："老娘啊！我保证你能活到100岁，剩下的事情我就不管啦！"据老人家自己说，她现在每天走几里路，感觉浑身充满力量。从她满脸的笑意看得出，她为能有这么一位好儿子感到非常欣慰和骄傲。

　　我和爱人离开他的俱乐部，乘火车回到老家，途中我和爱人说："咱们这叫'千里寻医记'。"到家我休息了几天就开始服用营养素，并接受专门的服务组人员的辅导。我做梦都没想到，两周后我的疲劳感得到缓解，并且食欲大增，这给了我很大的信心。我按时按量服用，不敢有一丝的懈怠，两个月后，我一称体重，减轻了5千克，先前我1.73米的身高，体重87千克，此时的我更加坚信营养素的作用，更加坚信王涛博士的方案。虽然我现在还没有完全恢复，但已精力充沛，恢复了自信，因为我看到了生命的曙光。

在此，我感谢王涛博士，感谢在我身体即将亏空、精神即将崩溃、灵魂即将毁灭之时，遇到了生命中的贵人、恩人（现在我把他当作是我的恩师、我的亲人）。

朋友们，我把我的亲身经历以及所见、所闻和体会与你分享，如果你或你的亲友正在遭受着疾病的困扰，希望你们早日用正确的知识来指导生活，早日远离疾病，获得健康！

侯智光

一本有生命的书，一份无价之宝

　　我叫张克昌，男，66岁，河南省新乡人，做过县政协民主法制委员会主任，已退休。2009年8月，一位朋友送给我一本王涛博士著的《失传的营养学：远离疾病》，我连看数遍，觉得此书写得太好了，每读一遍都有新的收获。这是我目前看过的最好的、最通俗易懂的营养保健书。

　　当时我身患高血压、糖尿病，血压160/100mmHg，血糖8.5mmol/L。我心想，如果这两种病能逆转，花多少钱都值得。于是我就按照书后面的电话号码给北京打电话，是邵宁女士接的，她说王博士不在北京，等来了北京就告诉他。我是三五天打一次电话，将近一个月才找到王博士，最后终于在新乡见到了他。他给我开了一个方子，7种营养素。我于2009年11月30日开始服用营养素，到12月19日再次在新乡窦市长家见到王博士，当时血糖已降至5.0mmol/L。王博士说："把降糖药停了吧。"停药后3个月内，每周测一次血糖，一直稳定在5.0mmol/L。5个半月后，血糖降至4.2mmol/L，此时我便停了营养素。

　　此后直到2011年3月，我每月测一次血糖，一直稳定在

4.2—5.0mmol/L 之间。于是从 2011 年 3 月开始，改为每季度测一次血糖，到 9 月份测时，血糖升至 5.6mmol/L，从 9 月份又开始用营养素，到 11 月份降至 5.0mmol/L。需要特别说明的是，从服用营养素以来，不但血糖下来了，我的血压也有改善。现在每两天吃一片"寿比山"（吲达帕胺）降压药，一直稳定在 130/58mmHg。而且我的听力和视力都有好转，整个人精神焕发，满面红光，浑身有用不完的劲，两年来也没感冒过一次。我老伴患乳腺癌，手术后服用营养素，身体恢复得很好，两年来每次复查，一切正常。还有一个亲属得哮喘 30 年了，我给王博士打了个电话说明情况，王博士传来一个方子，用了 3 个多月就不喘了。我还介绍了十几个病人给王博士，他们的疾病也都得到了逆转。

两年来，我看了十几遍《失传的营养学：远离疾病》，每看一遍都有新的收获，它真是一本有生命的书，是一份无价之宝。王博士在郑州讲课，我听了 4 次，每次都有不同的心得。从学习知识到服用营养素，我悟出了一个道理：要用知识指导生活，千万不能死于无知。我彻底改变了以前的生活习惯，用王博士的理论制订了一套科学的生活方式，通过两年的实践，证明是正确的。在今后的岁月里，我不但自己要坚持科学健康的生活方式，还要告诉周围的朋友，让他们也健康起来。

张克昌

不要让自己的无知毁了一生

　　我叫柳青，20 岁，就读于某音乐学院，是一名大四的在校学生。我已为自己制订了人生的目标和计划，应该说正是充满青春活力的年龄，对未来也有着太多太多的憧憬。可就在我心里美美地打着小算盘时，突然降临的一场大灾难，彻底打乱了我人生的一切……

　　2011 年 1 月，我的月经量突然增大，结束的时间也比往常要晚，蹲起时也有稍许眩晕的感觉。当时我并没有在意，还是照常上课。例假结束以后，我上楼时开始有腿酸乏力、心速过快的感觉。以前总是跑在别人前面，现在却经常要停下来休息一会儿才行。而且我只要稍微用用力就能听到自己"咚咚"的心跳声，还总是犯困，睡醒也觉得浑身酸痛。腿上也出现了几个紫色的斑点，脸上和嘴唇的颜色也是煞白煞白的，没有血色。我感觉身体越来越不对劲，这才意识到要去医院检查。

　　父母马上来到学校，带我去各大医院检查，去了中医院、胸科院、总医院，最后经医生初步诊断后让我们来到血液研究所。当来到这家专门研究血液的医院时，我心中七上八下的，慌恐不安，眼泪止不住地流。在我看来，这里是一个相当可怕的地方，进来的人，一定也是得重病的人。之后医生让我做了抽血、穿刺，以及全面的检查。我觉得穿刺是最瘆人的检查，感觉像个小型手术，还只能我一个人进去，我长这么大还没遭过这种罪呢。在等待结果的那几天，我还流过鼻血，当时血流不止，我更加恐慌，以为自己得了什么绝症，泪水忍不住涌了出来。

3月28号那天，确诊结果为慢性再生障碍性贫血。天哪，我怎么也想不到，一个健健康康的、充满青春活力的人，怎么突然就得了这么严重的疾病呢？医生当时就要求我们准备40万元接受住院治疗，并当场开了一个月的药，还说这种药会使女孩长出胡子、毛发增多增长、声音变粗、长喉结、月经停止或基本不来、皮肤变粗糙，甚至长痤疮。听完我当时就彻底崩溃了，这不是让一个活生生的女孩变成男孩吗？那还是正常的人吗？我是一个搞艺术的人，平常非常在意自己的形象，虽然救命是关键，但我还是难以接受。这一切的一切简直是晴天霹雳，我和妈妈抱头痛哭，爸爸也沉默不语，全家人都陷入痛苦之中，完全不能接受检查结果。而那天，正是我的生日！

后来了解到，那些药物中含有大量的激素才会导致如此严重的副作用。而我们都知道，激素对人的身体是有副作用的，会伤害身体。无论如何，父母不希望再让我的身体雪上加霜。之后，我就一直靠输血来维持生活，终日头晕眼花、浑身无力，家人也不断地寻找更好的治疗方法，也咨询了很多有过同样病史的人，当时一切都很迷茫。

也许是上天的安排，就在我生病的前两年当中，爸爸听过几次关于营养的课程，并看过王涛老师写的《失传的营养学：远离疾病》。爸爸非常认同书中的观点，所以决定无论如何要联系上这位老师。功夫不负有心人，爸爸终于和王涛老师取得了联系。爸爸把当时化验的所有资料给老师传了过去，老师经过认真仔细地分析后，告诉爸爸要通过营养结合医学的方法调理我的身体。

家里一下子炸开了锅，一大家子坐在一起，你一句我一句地指责我的父母："营养品保健可以，现在孩子得了这么严重的疾病，绝对不能耽搁，用营养素治疗是不可能的事情。""要相信科学，相信现在的医术，还是去医院治疗吧！"妈妈也动摇了，跟爸爸争执过好多次。甚至爸爸的医生朋友也说爸爸傻，以为爸爸要放弃给我治疗。叔叔伯伯们警告爸爸说："如果耽误了孩子的治疗，全家人都饶不了你。"爸爸只有默默地承受着来自各方面的压力，因为他一次错误的选择，有可能成为家中的千古罪人。在如此强大的压力下，爸爸哭了。但除此之外，其他办法让爸爸觉得更不保险。经过深思熟虑，爸爸毅然决然地选择用王涛老师的营养素加医学的治疗方案。

但在服用营养素的前两个月中，我的身体状态不但没有好转，反而呈急剧下降趋势，身体的所有指标都在迅速下降。种种可怕的症状开始出现。耳鸣、头疼、抵抗力下降、皮肤惨白、嗜睡、上厕所需要陪同（害怕休克摔倒出血）、心跳的声音和力度都极其大、例假量大且时间长（长达 12 天）等，我真是痛苦不堪。我的心中自然起了疑惑：营养素到底行不行？为什么吃了这么久，症状非但没有改善，却还越来越严重了呢？妈妈忍不住了，问了王老师许多问题，王老师非常耐心地解答妈妈的疑惑，并鼓励妈妈要有信心："疾病是长期积累导致的结果，身体的恢复需要一个过程，遇到问题咱们就解决问题，医学要解决的是控制症状发展，输血就是为了控制身体在指标低的情况下出现的各种症状，为我们调理身体赢得时间。我们要做的就是抓紧时间把营养素用上，争取早日修复受损的组织，让身体的各种机能早日得到恢复。"听了王老师的解释，我们坚定了治疗的信心，一直很配合老师。在此期间，我除了吃营养素外，还辅助输血增加血小板。虽然这个过程出现过不少大大小小的状况，但都被王老师一一解决了，感觉王老师就好像我的保护神。

之后的几个月，我的状况开始稳定下来，到六七月份，已经停止了输血，同时身体指标开始慢慢恢复。我们全家人终于看到了希望，爸爸妈妈的脸上也出现了久违的笑容。

随着身体慢慢恢复，我的感觉越来越好，不仅是我的病有所好转，而且我的精神、皮肤、身材都得到很好的修复。生病期间，我天天都不开心，动不动就掉眼泪，感叹自己不能像同龄人那样自由自在，梦想也无法实现。甚至下楼走路都成了一种奢侈，天天只能站在窗前羡慕地望着外面的行人。爸爸为了让我能去外面透透气，每次都要把我背下楼再背上楼，任何意外都可能会让我踏进死亡之门。我不甘心，我有太多的理想还没有实现，那时我深深体会到了健康的重要性。而现在我恢复了健康，我好兴奋，好开心，好激动，我又可以憧憬未来，实现理想了，而这一切都归功于王涛老师和他的营养医学。

王涛老师是一个很有亲和力的叔叔，虽然他学历相当高，但没有任何架子，跟他交流一点都不觉得有代沟，反而觉得很轻松，同时又能了解不少知识，明白许多道理，受益匪浅。我曾在王叔叔的书里看到，他小时候就有个梦想，希望能够医治所有的病人。毋庸置疑，他是个很有爱心的人。王叔叔还是个很有耐心和责任心的人。病人发生状况是常见的事，我曾在半夜12点高烧不退，爸妈焦急地给叔叔打电话，叔叔非常耐心地帮我们分析和处理，并在凌晨3点左右，还主动问我情况怎样。当时，我和家人都很感动，切身感受到了叔叔强烈的责任感，他真是一个好医生。在与叔叔的交流中，我能感受到他有着过硬的专业知识与能力，并善于分析问题。只有抓住了问题之所在，才能很好地解决问题，对症下药。

通过这次亲身体验，通过服用营养素并结合医学的治疗调理方案，我对营养医学有了一定的认识。用营养素调理治病，我认为最重要的是，通过调理，可以使病人的身体伤害程度降到最小，同时又可以保护其他器官组织，甚至在不知不觉中还修复了其他组织。我想，这是所有被病痛缠身之人的最理想选择。我知道用营养素调理身体的过程是漫长的，但这与一味地有病乱投医、消耗大量金钱和精力还未必能换回健康相比，要好得多。可大多数人都不明白或者不相信。我想最重要的是，要有信心和乐观的心态，而且还要不断学习，不要被自己的无知毁了一生。

感谢上天让我们能够认识王叔叔。王叔叔，你就像天使，一定是上天派来保护我的，谢谢你，是你给了我们全家新的希望，是你医治了我的疾病，解除了我的痛苦，给了我第二次生命与健康的身体。谢谢你！

还有，王叔叔，在血液研究所的时候，我看到了好多可怜的人，尤其是那些可怜的孩子们。他们有的才几岁，就经受着疾病带来的痛苦和折磨。我曾见过一个得了白血病的五六岁的小男孩，虽然我们没有交谈过，但能看出他已经做过多次化疗。让我和妈妈印象最深的是，有一次，他的嗓子溃烂，喷药物时那种因剧痛而想哭又哭不出声的样子，真的太让人揪心了。现在这个孩子已经离开了人世。叔叔，那些被疾病所折磨的人真是可怜。希望你能广泛推行营养素结合医学的治疗方案，让更多可怜的人了解并得到更好的治疗，从死亡线上挽救更多宝贵的生命。我非常支持你的工作！非常非常支持！你将是众多渴望健康之人的保护神！

柳　青

后　记

《失传的营养学：远离疾病》一书从 2008 年的第一版到今天，已经度过十几个春秋，有了几个版本，但后记的内容一直没有改动过，因为它记述了我的初心。这一初心既是我孜孜以求而最终创立营养医学的最原始动力，也是十多年来克服一切困难义无反顾地推动营养医学事业向前发展的无畏勇气。只有不忘初心才能不辱使命，因此，即使是十几年后的今天，发展到《远离疾病》这一最新版本，仍然沿用原有的后记。

一直以来我有一个梦，这个梦在我看来是极其伟大的，而在别人看来则是过于天真过于痴心妄想的。这个梦就是——有一天我要治好天下所有人的病。

在医科大学学习了五年，就算是自我面壁思"道"，一千八百多天也应该悟出一些东西了，何况是有师教导、"象牙塔"里镀金？其实不然。当我第五年在医院实习面对患者的时候，我才知道我是多么无能。不光是我——你一定要相信，我是一个学习很认真的好学生——我的同学们也如我一样"无能"。事实上，这种"无能"不仅表现在我们这些苦读五年的医科大学生身上，即使是那些在医院已经打拼了几年、十几年甚至几十年的医生老师们，甚至那些资深的医学专家们，他们的表现也和我不相上下。本以为该是大显身手的时候，却发现医生最常面对的是尴尬。即使是今天，即使在全世界范围内，我们也不得不痛苦地接受这样一个现实——医生能够逆转的疾病寥寥无几，屈指可数。即使作为医生，我也并不能比你多数出一个来。因此，大学还没毕业，为了荣誉，为了面子，为了一切的理由，我就有了开头所说的这样一个梦。

为了这个梦，我和朋友在一起时如切如磋，自己独处时如痴如魔；为了这个梦，我上下求索近二十年，读完大本读硕士，读完硕士又读博士，读完博士又读博士后，在国内求索无果又远涉重洋东渡扶桑。今天想来，这就像怀胎，一切都在孕育之中，一切都在蓄积之中。"分娩"的日子没有丝毫的痛苦，只有无尽的快感和浑身的轻松。我甚至感觉到脑子里在争斗，医学和营养学两条巨龙在我的大脑内相互博弈，杀得天昏地暗，鳞甲纷飞。两大知识体系的相互碰撞终于实现了去伪存真的整合与融合，一个全新的知识体系——营养医学，在万丈光芒中诞生。

与脑内革命相呼应的是我的"疯狂行为"：我从书架上扯下积累了近二十年的几乎所有的专业书籍和资料，把它们扔在地上，堆得像小山一样，最后全被我的学生清理卖掉了。今天你要是来看我的书架，你绝对看不出我是做什么的——我的医学专业书全摞起来也不到几十厘米厚。我之所以跟你说这些，是想告诉你，营养医学既不是异想天开的东西，也不是无中生有的"怪物"，更不是医学和营养学两个学科简单机械的组合，而是在深厚的医学和营养学专业基础上"孕育和分娩"出来的全新的科学，它所显现的是医学和营养学两大学科的终极发展方向。我敢断言，如今这两大分立的学科，最终必将走向融合，形成这套维护人类健康的巅峰的，也是终极的理论——营养医学。

　　通过两年多的实践验证和进一步的理论思考，2007 年的长夏，我突然萌生了写这一本书的冲动。那肯定要先找一个可以静下心来的环境。我最终来到烟台，因为这里有好友海波。蒙他照顾，三个月的时间，我废寝忘食，笔耕不辍，终于完成书稿。出书就像给女儿找婆家。我对婆家的要求很高。不识我女儿价值的婆家万万是不能找的。可话又说回来，想找到一个独具慧眼的婆家还真不容易。你想想，在今天的社会，很多书都是为了直接的功利一类而写的。那些"婆婆们"看过的"小姐"太多了，甚至有些心浮气躁，视而不见了。另外就是我这本书的理论太超前了，想让已经习惯于惯性思维的"婆婆们"静下心来把"她"看懂还真有难度。因此，书稿在手里放了半年多，就是"嫁"不出去。真的要感谢好友邵宁大姐，是她的极度热心帮了我。2008 年 4 月，她给我介绍了一个朋友，就是在《中国新经济》杂志工作的李忠旺总编辑。李总古道热肠，听说我不是为了评职称而出书，极为欣赏；又听说是一本关于健康的书，更加高兴。据李总自己讲，只要是积德的事他都赞赏和支持。但他给我打了一通"太极拳"，要我回烟台找原来《烟台晚报》的副总编辑吴殿彬，说只要吴总看后说行就可出版。我想情况不妙，北京都找不到识货的，烟台这么个小地方，希望就更渺茫了。

回烟台后，我马上跟吴总联系。他要我把稿子送过去，我就带着优盘过去了，简单聊了几句，做个自我介绍，又介绍了一下写的内容——肯定是说不清的——你想想，不可能在三五分钟内就把一套严密的理论说清楚了，而且当时又不方便打开优盘看。吴总只是听我说一说，然后嘱我把稿子发到他的邮箱。会面后我总体感觉比较失望，因为感觉聊得有点没对上路。

没想到几天后，我在邮箱中看到吴总的来信，他对这部书稿和营养医学理论高度认可。他对这本书的理解跟我的理解简直一模一样。从书及人，他对我赞赏有加。这下轮到我佩服他了，他又不是学医的，却能对我的营养医学理论理解得那么深、那么精准，简直是丝丝入扣，太神了！后来交往多了，成了朋友我才知道，他是很厉害的角色——高级记者、中国时事报道全国十佳总编辑、新华社全国十佳通讯员，他的理论专著《新闻采写精谭》曾获山东省社会科学优秀成果奖，在山东新闻界获此政府大奖的人寥寥无几。他为人好，做事极有章法，而且极有悟性。后来我们一起喝茶，聊起这段经历还觉得不可思议：我一开始选择写作地点时并没有选中烟台，怎么后来就来到了这里？怎么那么巧就在烟台碰上了吴总？李总怎么就推荐他给我呢？那些受医学理论"毒害"太深的医生们可能都看不懂我的理论，他怎么就能这样深刻理解呢？讨论起这一连串不可思议的故事时，吴总笑着说，人若不知道，就该是上天的安排了。的确，我也觉得不好解释，真是很神！

感谢上天的安排，感谢所有在我成长过程中、写书过程中、出版过程中给予我帮助的所有朋友和亲人。要知道这个感谢不是我一个人说的，除了我，还有千千万万将因此书而获得健康的人们。这本书将会圆我的梦——我要治好天下所有人的病。

王　涛

2020 年 11 月 29 日

写在后面

在写本说明之前，我曾问好友有没有人看这部分文字，他说多数人都会看，我才有些放心。

当年《失传的营养学：远离疾病》刚出版时，可能因为营养医学太特殊、太超前了，以至于有一位自称既懂中医又懂西医的医学博士看了书后，说我学的医学跟她学的医学不一样。我所说的营养医学是一套全新的理论体系。西医、中医和营养学未来发展到一定高度（注意，是高度，不是程度）后，必将走向融合，去伪存真，最终形成维护人类自身健康的一套理论，这套理论体系就是营养医学。这样讲，你就知道它有多新了，我个人认为说它属于未来科学一点儿也不为过。这样一套全新的理论体系，其中包含的很多观念、论点和论述，是与今天的医学相冲突的，比如冠心病是可以逆转的，糖尿病是可以逆转的，精神疾病是可以逆转的，营养素是用来治病的，等等。这些"突如其来"的说法你能容忍吗？

不用稀里糊涂地接受，你能容忍、能耐心地看其中的论述，我就满足得很了。如果是一般人这样说估计早就被否定了，即使是医学博士毕业的我也有一些担心，担心读者的接受度，担心我二十多年的心血付诸东流。你不知道我把这件事搞明白有多么不容易，二十多年的青春，多少精力、物力和财力的投入。我担心如果这套理论不被接受，抱病无门医治的患者们还要等待多久，多少人得病之后内心是无助的，不是没有地方看病，而是不知道哪里可以治好或怎么做才可以治好。正是为了检验这套理论的认可度，当年我才写了《失传的营养学：远离疾病》这本书。

这么多年来，反馈的信息让我欣慰，让我感动。有些人发的是短信，有的发的是E-mail，还有的是在我的博客里留言。给你列一些大家读书后的感受：

1. 很荣幸拜读了您的大作。感谢感谢！虽然我是一个外行，但可以看出这本《失传的营养学：远离疾病》成就了一门崭新而又古老的学科——营养医学！伟大的发现，一种自然规律的真正发现，是具有永恒价值的。这就是《失传的营养学：远离疾病》告诉我们的……对这本书，任何评价都不过分。

2. 看了这本书，感觉理论严谨、讲解通俗。这是一本让老百姓受益的好书。

3. 我们从《失传的营养学：远离疾病》一书中收获颇多，

不知怎样感谢您。您是值得我们尊重的人。我们爱您，您辛苦了！

4. 王涛博士，您好！感谢上苍的垂怜，感谢朋友的推荐，让我有幸拜读了您的大作《失传的营养学：远离疾病》，使我受益匪浅，更使我欣喜万分……

5. 王博士您好！您的书像小说一样引人入胜。它让我明白了许多道理的同时又觉得自己这辈子活得好糊涂，悲哀中有着惊喜，也看到了希望。于是我急切地寻找您，恨不能马上去向您求助。

6. 尊敬的王博士，您好！很享受地读完了您的大作《失传的营养学：远离疾病》，已经好久没有读到这样的好书了！您的书逻辑严密，富于思辨色彩，以悲悯和救赎的情怀，深入浅出地将深奥的医学原理阐释得轻松而又文采飞扬，字字句句都流溢出您的才华与智慧！客观地说，现在的科普读物浩若烟海，而真正有价值的却寥寥无几，您的书应该是弥足珍贵的那类吧！

几年来，在这一理论体系的指导下，很多人重新获得健康，更进一步证明这一理论体系的正确性。中医也好，西医也罢，还有营养医学，它们存在的唯一目的就是帮助人们获得健康。套用"实践是检验真理的唯一标准"来讲，能否治好病才是检验一个医学理论体系的唯一标准，而几年来的实践证明营养医学具有强大的生命力和广阔的发展前景。

是读者的反响和患者的疗效鼓舞了我，给了我莫大的信心，让我有勇气，在《失传的营养学：远离疾病》的基础上继续研究，并推出这本《远离疾病》。在本书里，我又重新定义了很多概念，使概念更清晰，让一些论述更流畅，更明确了该书的定位。

即使这样，仍有很多让我不满意的地方。因为任何一种病的发生都有其复杂的背景、复杂的病因和复杂的发病机理，不可能在一本书中写清楚，更不可能满足一些朋友提出的需求。他们认为这本书要是有具体的营养治疗方案就好了。在我看来，营养医学的最高境界是因人而异的个性化指导，即使是相同的疾病，其营养方案也不一定是一样的。不同的人，营养缺乏的种类和数量都会有差别，所以一概而论的方案写出来就是错的，是不全面的。

好在营养医学书不会就这一本，我也相信未来还会有系列丛书从各个角度、各个层面阐述营养医学，论述各种疾病的发生、发展和治疗。套用一句俗语：敬请期待。

这么多年以来，笔者收到许多读者的来信，就如何品读本书和更准确地理解书中的观点，提出了很多问题。鉴于此，笔者认为在此有必要加以说明。

因为一说起专业术语，很多人都会头痛，认为专业的知识不好懂，读起来很枯燥。其实也不尽然，大道至简，大道相通。对于一般人来讲，懂道理比懂专业更重要。

这是一本关于营养医学理论的论著，但你读起来不会感到吃力，任何一个人都可以读得懂，同时又不影响它的专业性，但为了读者正确理解本书所涉及之论点，笔者建议：

一、先读序和后记，再读正文。你对作者有一定的了解后再读正文，这会对全书有更深刻的理解。

二、这本书的知识具有极强的连贯性，而且又具有其自身的理论体系。第一次阅读时，正文部分按章节从前到后顺序阅读，切记不要跳跃式阅读，大忌是直接阅读自己感兴趣的章节。总论部分没读懂会直接影响你对各论部分的理解。

三、需要静下心来，认真研读这书的理论。这样你对其中的内容会理解得更深，每次读的感受也会不一样。

王　涛

2020 年 11 月 29